こころのライブラリー　9

ADHD（注意欠陥／多動性障害）

治療・援助法の確立を目指して

上林靖子　齊藤万比古　小枝達也
井上とも子　長尾圭造　山田佐登留
大隈紘子　伊藤啓介　免田　賢

星　和　書　店

Seiwa Shoten Publishers

2-5 Kamitakaido 1-Chome
Suginamiku Tokyo 168-0074, Japan

目　次

ADHD（注意欠陥／多動性障害）

治療・援助法の確立を目指して

ＡＤＨＤ：その歴史的展望

上林靖子

１、はじめに

わが国では、注意欠陥／多動性障害（以下ＡＤＨＤ）は、１９９０年代後半になって社会的な注目を浴びるようになった。それとともに、多動や不注意を主訴として医療機関を受診する子どもたちが急増した。このことは、この障害を持つ子どもたちが抱えている困難を理解し、適切に支援するうえで医療に求める期待の大きさを示すものである。

これを受ける医療側には、この障害をめぐって、さまざまなとまどいがあり、否定的な反応も少なくない。本稿の課題は、ADHDの概念をめぐる変遷を振り返ることにある。わが国における本障害の臨床の混沌とした状態を整理し、発展へとつながることを願っている。

2、脳障害を持つ子どもとして

(1) スティル氏病

19世紀の半ば、ドイツの医師H・ホフマンは詩"The Story of Fidget Philip"において、多動な子どもを著した。この詩は今日のADHDの多動と衝動性という基本的な特徴を巧みに描写しており、それに添えられた挿し絵とともに親しまれている。

G・F・スティル（1902）は、この障害について医学的に本格的記述を初めて行った医師である。それは、「しばしば攻撃的で反抗的であり、しつけには抵抗し、ひどく感情的または熱情的で、抑制しようとする意志をほとんど見せない」一群の子ども43例についての記載であった。彼の症例は、圧倒的に男児の方が多数を占め、この性差は偶然とは考えられないものであった。彼はこれらをスティル氏病と名付け、その基本特徴は「道徳的統制の欠陥」であるとみなした。これが成立する機序は、環境を適切に認知して関わることができず、そのうえに道徳意識の欠如があり、さらに抑制しようとする意志の欠如が加わるという3つの重なりからとらえられた。彼は、これらの行動パターンの成因としては脳の傷害を重視していたが、遺伝や環境要因からも生じる可能性があると考えていた。予後については、一時的に行動が改善することがあるにしても、欠陥は長い期間にわたって持続していた。したがってこれらの子どもには特殊教育が必要であると考えた。これらの子どもは救いがたく、早期に施設に収容すべきであると記載するなど、全般的予後については悲観的であった。

(2)　脳傷害症候群：脳炎後遺症から中毒・外傷まで

1917年から1918年にかけて、北米では大規模な脳炎の流行があった。このとき、脳炎で一命は取りとめたものの快復後の子どもの多くが、行動および情緒、あるいは認知能力に重大な問題を持つようになっていた。これは脳炎後行動障害（ホーマン、1922）として、臨床家の関心を集めた。この種の脳炎後遺症は、注意の集中、活動の調整、衝動のコントロールなどの困難を基本的特徴としていた。これは前述のスティル氏病が神経学的な欠陥のためであるという見解を補強する結果となった。

次の1920年代から1930年代にわたっても、相変わらずこのような行動の障害を示す子どもが記載され続けた。これらの子どもたちは脳炎罹患の既往が認められず、必ずしもほかの脳疾患や脳傷害を示す所見が得られなかった。しかし、このような行動の異常は、脳器質的な障害の結果起こっているに違いないという見方が広く浸透していた。そして、脳傷害を引き起こす可能性のある原因が次々と指摘された。それらは、出産時外傷、麻疹などの感染症、鉛中毒、てんかん、頭部外傷などである。カーンらは、これを器質的欲動と呼んだ。

重症の多動は前頭葉の病変に起因するとする説を提唱したのはレヴィン（1938）であった。これは、霊長類の前頭葉の破壊実験で観察された行動特徴、すなわち著しい落ち着きのなさ、活動の持続の困難、無目的な徘徊、過剰な食欲などが、これらの子どもの行動に類似していることを根拠にしたものであった。とはいうものの、これらの子どもの多くは、必ずしも粗大な脳の損傷を示す証拠は認められなかった。そのためこの時代には、軽度の多動は環境的な要因によって生ずると見なされた。

（3）微細脳障害へ

1940年代は、重度の行動障害を持つ子どもは、脳傷害児（ストラウスとレヒタイン、1947）と見なすのが一般的であった。やはりこれらの子どもの多くは、脳傷害を示す既往は認められず、脳の病理を示す徴候を持っていなかった。小児神経科医クノープラホとパザマニック（1959）は、胎児期および周生期に受ける脳障害を、重いものから軽いものまでスペクトルとしてとらえ、その原因を列挙した。このなかで、最重度は胎児死亡・新生児死亡を引き起こし、重度のものは、脳性麻痺、精神遅滞、てんかんが生ずるとした。さらに軽度の損傷の場合には、行動異常や学習の障害を引き起こすとみなし、これを微細脳損傷症候群と称した。この概念は、単に環境、心因としての対応では解決しきれなかった結果、神経学的な欠陥があるという推測と、神経心理学と小児神経学の新しい知見をもとに生まれた。しかし一方では、脳傷害の明確な根拠がないものに対するこの診断名を適用することについての可否について議論が続いていた。これに反対する意見の1つは、「脳損傷は非可逆的である」という絶対的な限界と、親が抱く絶望であり、もう1つには、治療者があたかも原因に結論が出ているかのごとく思い込み、治療を消極的に行うという指摘であった。これらを考慮して小児神経学者たちは、代わって微細脳機能障害（MBD、１９６２）を提唱した。

この時代の治療は、主として治療教育であり、気を散らす刺激をできるだけ少なくした場を設定することを主眼としていた。

(4) 薬物療法の始まり

多動な子どもの治療に薬物療法が報告されたのは、１９３７年のことであった。当時は脳の構造的な異常を調べるために気脳写(注1)が行われていた。この検査の後に見られる強い頭痛を緩和することを目的に、ベンゼドリンが投与された。これらの子どもたちが、行動と学校での課業にめざましい改善を見せたことが中枢刺激薬による治療の発端となった。C・ブラッドレーは、行動障害を持ち入院中の30人の子どもにベンゼドリンを投与した結果を報告した。それによると、14人が学校の行動にきわめて良好な反応を示し、15人は情緒的な反応に改善があった。しかしながらこの研究は追試されることもなく、臨床的にも長い間顧りみられなかった。

（5）脳傷害概念の放棄

１９６０年代、児童精神科領域からは、ＭＢＤ概念についての厳しい批判が続いた。その第１は、脳傷害でないにしても脳に関連する症状と類似している徴候があるからというだけで、目には見えない微細な脳傷害（脳機能障害）の概念を当てはめることへの妥当性についての疑問であった。さらにこの障害に含まれる症状について検討した結果、99にも及ぶ症状が取り上げられたことが挙げられる。独立した障害とするにはあまりにも多様なものを含んでいた。

ＭＢＤの用語が放棄されるとともに、これらに含まれていた症状は、より具体的な症状をもとに均質なグループを表す概念に分けてまとめられることになった。学習障害、言語障害、多動児などがそれであり、目に見える記述的な欠陥をもとにしたものである。

（注１）　脳室内に空気を注入しエックス線撮影をする技術。脳室の形から脳の障害の診断に用いられた。

（6） 多動性障害

脳傷害という概念を離れた記載は、ラウファーとデンホフ（１９５７）による多動症候群、多動衝動障害が最初である。続いて、チェス（１９６０）は、36人の多動児をもとに多動症候群を記述した。これは、以下の4点で特筆すべきことであった。①障害を記述するのに、過剰な活動をもって規定したこと、②親や教師の主観的な報告を超えて客観的に症状をとらえることを強調したこと、③子どもの問題に対する親への非難を払拭したこと、④多動症候群を脳傷害という概念と分離したこと。

続いて１９６８年のアメリカ精神医学会の診断統計マニュアル第2版（ＤＳＭ－Ⅱ）は、児童期の多動性反応を採用し、以下の通り記述した。

「この障害は、特に若年の子どもでは過活動、落ち着きのなさ、転導性、集中時間の短いことを特徴とし、通常その行動は思春期には減じる。

もし、この行動が、器質的な脳の損傷によって引き起こされているときは、精神疾患ではなく適切な器質的脳症候群として診断されるべきである」。

この規定は、行動をもとにしており、脳損傷を除外しているなど当時の多動症候群の概念を反映したものである。この障害の主徴候は多動または過剰な活動であり、思春期には改善する良性のものと見なされていた。アメリカ精神医学会（APA）という権威のある機関が提唱した診断分類に、この障害が取り入れられたことは画期的なことであった。また、児童期の精神障害が診断統計マニュアルに登場したのは第2版が最初であった。

これに引き続き、この規定を取り入れて診断された子どもの神経心理学的所見や脳の生理学的変化に焦点を当てた研究が積極的に行われた。病態としては、覚醒水準の低いこと、低い反応性、刺激伝達物質の欠陥、神経学的な未熟さなどといった特徴がこの時代の研究から次々と生み出された。薬物療法が有効であることが認められると同時に、食餌や養育環境などが症状に影響を与えていることが指摘された。さらに児童期にとどまらず成人に類似した症状を認める報告もこの時代にみられている。

(7)　ヨーロッパ圏との理解の解離

一方、ヨーロッパ、中でもイギリスでは、過活動または多動は、極端に過剰な活動で、質的には衝動的な特質を持ち、きわめて稀な障害であるとする見解がとられていた。この障害は通常、てんかん、片麻痺、精神遅滞、外傷や脳炎など明らかな脳損傷の既往とともに生じていた（テイラー、1988）。このように狭く限定した多動症概念が1970年代にも続いていた。このため北米とヨーロッパでは、多動の出現率、診断基準、治療法に違いが生み出されていた。

この時代には、北米で多動性反応と診断される子どもが、イギリスでは行為障害と診断されやすかった。治療は主として精神療法、家族療法、子どもの対応についてのペアレントトレーニングが中心で、薬物療法はほとんど用いられなかった。

後に国際疾病分類第9版（ICD－9、1978）がWHOで発表されたときに、注意欠陥が多動と並んで重要であるという見解が取り入れられた。

（8）多動性障害から注意障害へ

DSM－Ⅱにおいて多動性反応の診断基準が規定された後、この障害への関心は、臨床的にも学問的にも、さらには社会的にも急速に高まった。この中で最も重要な変化は、この障害の中心的な問題についての認識の変化である。V・ダグラス（1972）は、多動よりも注意の持続と衝動統制の欠陥が、これらの子どもの困難をうまく説明できると主張した。これは注意集中と持続を客観的に測定する持続作業テスト（CPT）を用いて検討され、広く受け入れられる結果となった。さらには、G・ワイス（1986）が、この障害を持つ子どもを追跡した調査の結果、これらの子どもの多動は思春期までに軽減していたが、注意集中の困難と衝動性はなお続いていることを報告した。こうして注意欠陥が中心的な障害であるという考えが強く支持されるに至った。

a．多動を伴う注意欠陥障害：ADDH（DSM－Ⅲ）

これらをもとにDSM－Ⅲ（APA、1980）は、注意持続と衝動統制における欠陥が多動そのものよりも、この障害の診断に重要な意義があるとする立場をとり、注意欠陥障害（ADD）の名称を採用した。この基準の特筆すべき点は、①不注意と多動に並んで、衝動性が独立して取り上げられたこと、②不注意がもっとも先頭に置かれ、多動が最後に後退していること、③3つの中心的な症状のリストが記載され、その数と程度を含めて基準を具体化したことである。加えて、症状が慢性的であること、発症の時期、除外すべき障害が明記された。器質的な脳傷害がこの除外リストには含まれていない病因を特定しない立場をとっ

表1　DSM-Ⅲ診断基準（文献2より引用）

314.01　多動を伴う注意欠陥障害　Attention Deficit Disorder with Hyperactivity

A．注意散漫　以下のうち少なくとも3つ。
- (1) しばしばやり始めたことを完結できない
- (2) しばしば上の空で聞いているようにみえる
- (3) 容易に気を散らす
- (4) 学業や注意の持続を要するような他の課題への集中困難
- (5) 1つの遊びを続けることが困難

B．衝動性　以下のうち少なくとも3つ。
- (1) しばしば考える前に行動する
- (2) 1つの活動から次の活動へと移り変わりが激しい
- (3) 作業を組み立てることが困難（これは認知障害のためではない）
- (4) 多くの監督指導を要する
- (5) 授業中頻繁に大声を出す
- (6) ゲームや集団的な状況で順番を待つことが困難

C．多動　以下のうち少なくとも2つ。
- (1) 過度に走り回ったりよじ登ったりする
- (2) 静かにしていることが困難であるか，そわそわしすぎる
- (3) 坐ったままでいることが困難
- (4) 睡眠中に体動が多い
- (5) 常に活動しているか，まるで「モーター仕掛け」のように行動する

D．7歳未満の発生。

E．少なくとも6カ月間の持続。

F．「精神分裂病」，「感情障害」，「重度あるいは最重度精神遅滞」に起因しない。

314.00　多動を伴わない注意欠陥障害 Attention Deficit Disorder without Hyperactivity

診断基準

この疾病の診断基準は，患者が多動の徴候（診断基準C）を全く示したことがないという以外は，「多動を伴う注意欠陥障害」の診断基準と同一である。

314.80　注意欠陥障害，残遺型　Attention Deficit Disorder, Residual Type

診断基準

A．患者はかつて「多動を伴う注意欠陥障害」の診断基準にあてはまったことがある。この情報は患者から得られても，家族のようなその他の人間から得られてもよい。

B．多動の徴候はもはや存在しないが，この疾患のその他の徴候が現在まで寛解期なく持続しており，注意の欠陥および衝動性の2徴候によって証明される（例えば，作業を組み立てたり仕事を完成させたりすることの困難さ，集中困難，容易に気を散らすこと，結果を考えずに突発的に決断を下すこと）。

C．注意散漫と衝動性の症状によって，社会的ないし職業上の機能に何らかの障害が生じている。

D．「精神分裂病」，「感情障害」，「重度あるいは最重度精神遅滞」，「分裂病型あるいは境界性人格障害」に起因しない。

た（表1）。

b．新しいサブタイプADD、ADD－RT

DSM－Ⅲは、多動を伴う注意欠陥障害（ADDH）のほかに、2つのサブタイプを認めた。その1つは多動を伴わない注意欠陥障害（ADD）で、3つの症状のうち、多動の条件を満たさないことを除くと、ADDHと同じであるものと規定している。このサブタイプは不注意が中心症状として重視される中で生まれた。しかしこの診断には、不注意と衝動性の条件を満たすことが求められていた。とはいうものの、両者の関連は臨床的にほとんど検討されないままの採用であった。

DSM－Ⅲの提唱に続いて、このサブタイプの妥当性と有用性について検討が行われた。その結果、ADDが持つADDHと異なる特徴は、白日夢、寡活動、無気力、学業の困難であり、それほど攻撃的ではなく、仲間から拒否されることが少ない点であった。この特徴は従来のこの障害には含まれていないものであるので、これをサブタイプとすることに疑問を唱えるものもあらわれた。

もう1つのサブタイプは、注意欠陥障害、残遺型（ADD－RT）である。DSM－Ⅲには明言されてはいないが、このサブタイプはＡＤＤが、思春期や成人期にまで持ち越すことがあるとの当時の見解を汲んで設けられたものである[1]。

（9）　ＡＤＤからＡＤＨＤへ（ＤＳＭ－Ⅲ－Ｒ）

ＤＳＭ－Ⅲの発表の後、臨床や研究から多くの問題が提示されたために、中間的な改訂が必要とされ、１９８７年にＤＳＭ－Ⅲ－ＲがＡＰＡから公表された。ここには、注意欠陥／多動性障害（ＡＤＨＤ）と、分類不能の注意欠陥障害が記載された（表２）。

ＤＳＭ－Ⅲ－ＲのＡＤＨＤは、ＤＳＭ－ⅢのＡＤＤＨとほぼ重なると見なされるが、異なる点は、以下の４点にまとめられる。①不注意、衝動性、多動を区別しない14項目からなる症状リストを用いている。②症状リストにしばしばしゃべりすぎるという項目が採用され、睡眠に関する項目が削除されている。多弁が言葉に現れた多動症状とみなされた。③発達年齢にふさわしくないほど症状が著しいという条件を加えている。したがって、単に症状があるだけでは該当するとは言えないことを明確にした。④除外項目から、感情障害や知的障害を除き、広汎性発達障害のみが記された。

表2　DSM-Ⅲ-R 診断基準（文献3より引用）

314.01　**注意欠陥・多動障害**　Attention - Deficit Hyperactivity Disorder

注：その行動が同年齢にある大多数の者より，かなり頻繁にある場合のみ，基準をみたすものとせよ。

A．以下の行動のうち少なくとも8項目が存在する期間が少なくとも6カ月続く障害。

⑴ 手足をたびたびそわそわと動かす，または椅子でもじもじする（青年期では，落ち着けないという主観的感情に限られるかもしれない）

⑵ 言われても座ったままでいることが困難

⑶ 外界からの刺激で容易に気を散らす

⑷ ゲームや集団的な状況で順番を待つことが困難

⑸ しばしば質問が終わらないうちに答えてしまう

⑹ 他者の指示に従ってやり通す事が困難（反抗的行動，または理解の障害に起因するものではない），例，小さな用事をやり遂げられない

⑺ 勉強や遊びの活動に注意を集中し続けることが困難

⑻ しばしば1つのことが未完成のまま，次にうつる

⑼ 静かに遊ぶことが困難

⑽ しばしば喋りすぎる

⑾ しばしば他人の邪魔をしたり介入したりする，例，他の子供たちのゲームの邪魔をする

⑿ 自分に話しかけられたことをしばしばよく聞いていないように見える

⒀ 学校や家庭での勉強や活動に必要なものをしばしば紛失する（例，玩具，鉛筆，本，宿題）

⒁ 起こり得る結果を考えずに，しばしば身体的に危険な行動をとる（スリルを得たい目的のためではない），例，よく見ないで道路にとび出す

注：上の各項目は崩壊性行動障害のDSM-Ⅲ-R基準の全国臨床試行によるデータに基づいて，識別力の大きいものから順に並べられている。

B．7歳未満の発症。

C．広汎性発達障害の基準をみたさない。

▶崩壊性行動障害の重症度の基準：

軽症：症状数は，この診断を下すのに必要な項目数以上あったとしても少し余るだけで，また，学校や社会機能における障害もないか極めて少ない。

中等症：症状数または機能障害が“軽症”と“重症”の間にある。

重症：診断を下すのに必要な項目数以上に多くの症状があり，しかも，家庭，学校，仲間関係での機能に著明で全般的な障害がある。

分類不能の注意欠陥障害は、「優勢な臨床症状は、発達的に不充分で著しい不注意の持続である」と不注意を強調している。DSM－Ⅲにおける ADD に対応しているが、衝動性についての規定は除外された。この障害は、不安性障害に伴ってみられることが多いこと、診断カテゴリーとしての妥当性についての検討課題が残されていることをふまえて、DSM－Ⅲ－Rでは破壊性行動障害(注2)の群とは別に、その他の小児期または青年期の障害として扱われている。一方DSM－Ⅲに採用されたADDH－RTは、DSM－Ⅲ－Rでは完全に削除された。サブタイプを取り上げるには臨床的知見が不足していると考えられた結果であった。DSM－Ⅲ－Rを巡る議論は、主として単一の症状カテゴリーが妥当であるかどうかに向けられた。DSM－Ⅲ－Rでは14のリストのうち、8項目に該当することが症状についての規定であった。したがって、DSM－Ⅲで採用されていた不注意、衝動性、多動のどれかを欠いていても診断基準を満たす可能性が含まれている。

(10) 注意欠陥／多動性障害（ADHD）

1994年発表されたDSM－Ⅳの診断基準は、きわめて厳密な臨床的、体験的な検討を経て確立されたものである。この診断では、サブタイプとして、不注意と多動性・衝動性とを持っている混合型、不注意の基準を満たすが、多動・衝動性の基準を満たさない不注意優勢型、反対に多動・衝動性の基準を満たすが、不注意の基準を満たさない多動・衝動性優勢型の3つを記載している。さらに、過去に基準を満たしていたが現在は満たさないものを残遺型とする記述が認められている（表3）。

R・A・バークレー(5)はこの基準の長所を次の通り記している。①採用された症状リストは、これまでに用いられてきた親用および教師用の評価尺度（コナーズの評価尺度とアッヘンバッハの行動評価尺度など）から選ばれたもので、因子分析を経て、尺度内での相関があり、しかもADHDとほかの障害を弁別できることが確かめられていること。②二次元からなるクラスターは、因子分析に基づいて構成されており、これまでの親や教師の評価をもとにした類似の研究とも一致している。③9項目中6項目というカットオフポイントは十分で厳密なフィールドトライアルから導き出されたものである。④複数の場面で障害が認められ

（注2）ADHD、行為障害、反抗挑戦性障害を含む行動障害をいう。

診断基準（文献 4 より引用）

(e) しばしば“じっとしていない”またはまるで“エンジンで動かされるように”行動する。

(f) しばしばしゃべりすぎる。

衝動性

(g) しばしば質問が終わる前にだし抜けに答えてしまう。

(h) しばしば順番を待つことが困難である。

(i) しばしば他人を妨害し，邪魔する（例えば，会話やゲームに干渉する)。

B．多動性─衝動性または不注意の症状のいくつかが 7 歳未満に存在し，障害を引き起こしている。

C．これらの症状による障害が 2 つ以上の状況において（例えば，学校［または仕事］と家庭）存在する。

D．社会的，学業的または職業的機能において，臨床的に著しい障害が存在するという明確な証拠が存在しなければならない。

E．その症状は広汎性発達障害，精神分裂病，またはその他の精神病性障害の経過中にのみ起こるものではなく，他の精神疾患（例えば，気分障害，不安障害，解離性障害，または人格障害）ではうまく説明されない。

▶病型に基づいてコード番号をつけること：

314.01 注意欠陥／多動性障害，混合型：過去 6 カ月間 A 1 と A 2 の基準をともに満たしている場合。

314.00 注意欠陥／多動性障害，不注意優勢型：過去 6 カ月間，基準 A 1 を満たすが基準 A 2 を満たさない場合。

314.01 注意欠陥／多動性障害，多動性－衝動性優勢型：過去 6 カ月間，基準 A 2 を満たすが基準 A 1 を満たさない場合。

コード番号をつける上での注意（特に青年および成人で)現在，基準を完全に満たさない症状をもつものには“部分寛解”と特定しておくべきである。

表3　DSM-Ⅳ

■注意欠陥／多動性障害　Attention - Deficit／Hyperactivity Disorder

A．(1)か(2)のどちらか：

(1) 以下の不注意の症状のうち6つ（またはそれ以上）が少なくとも6カ月以上続いたことがあり，その程度は不適応的で，発達の水準に相応しないもの：

不注意

(a) 学業，仕事，またはその他の活動において，しばしば綿密に注意することができない。または不注意な過ちをおかす。

(b) 課題または遊びの活動で注意を持続することがしばしば困難である。

(c) 直接話しかけられた時にしばしば聞いていないように見える。

(d) しばしば指示に従えず，学業，用事，または職場での義務をやり遂げることができない（反抗的な行動または指示を理解できないためではなく）。

(e) 課題や活動を順序立てることがしばしば困難である。

(f) (学業や宿題のような)精神的努力の持続を要する課題に従事することをしばしば避ける，嫌う，またはいやいや行う。

(g) （例えばおもちゃ，学校の宿題，鉛筆，本，道具など）課題や活動に必要なものをしばしばなくす。

(h) しばしば外からの刺激によって容易に注意をそらされる。

(i) しばしば毎日の活動を忘れてしまう。

(2) 以下の多動性―衝動性の症状のうち6つ（またはそれ以上）が少なくとも6カ月以上持続したことがあり，その程度は不適応的で，発達水準に相応しない：

多動性

(a) しばしば手足をそわそわと動かし，またはいすの上でもじもじする。

(b) しばしば教室や，その他，座っていることを要求される状況で席を離れる。

(c) しばしば，不適切な状況で，余計に走り回ったり高い所へ上ったりする（青年または成人では落着かない感じの自覚のみに限られるかも知れない)。

(d) しばしば静かに遊んだり余暇活動につくことができない。

るという判断には、現時点での教師と親の評価の一致ではなく、現病歴の中での症状が家庭と学校にわたっていることを確認することが役立ち、臨床的にも適切である。⑤DSM－Ⅳでは不注意優勢型が認められたが、これに衝動性は問われていない点でDSM－Ⅲとは異なる。⑥精神障害を診断するに当たって日常生活のどこかの領域でその機能に支障をきたすという条件は必須であり、この点が、正常な人間の行動と精神障害を分ける重要な条件とされている。

DSM－Ⅲ－RまでのいくつかのDSM－Ⅳは解決しているが、なおいくつかの問題が残されている。第1はサブタイプを巡る問題である。不注意優勢型は、DSM－Ⅳに準拠すると診断時点で不注意の項目には該当するが、多動・衝動性については該当しないものである。この不注意優勢型の中には、過去には多動・衝動性の基準を満たしていたことがあるが、現在は認められなくなっている例が多く含まれる。実際このリストの多動性と衝動性は年齢とともに消褪することはよく知られた事実である。これらのほかに、過去にさかのぼっても基準を満たすほどの多動・衝動性が認められたことがない一群の不注意優勢型も存在する。後者はDSM－ⅢのADDに該当する。バークレーは、この2群を区別して、個人的な見解と断りながら、診断に当たって、過去には多動・衝動性の基準を満たしていたことがあるものは、混合型の中に含めておくことを勧めている。

一方、多動・衝動性優勢型は、フィールドトライアルでは、就学年齢以前の子どもに主として認められた。そしてこれらの子どもには、数年後には不注意の症状を示し、混合型に発展するものが多く認められた。したがって、これは真の意味でのサブタイプと言えるか、混合型の前段階であるのかが、サブタイプをめぐるもう1つの課題となる。

この診断基準を使用するときに考慮すべき重要な制約は、フィールドトライアルが4～16歳を対象にしていたことである。この年齢群以外では、この診断基準がそのまま適用できるか否かはさらに検証が必要であろう。このリストに示される行動は年齢とともに減じていく。したがって2～3歳の子ども、17歳以上の青年や大人には別のカットオフポイントを設定するか、あるいは項目を修正する必要があろう。

1994年、WHOの診断基準が改訂されている。ICD－10では、注意の障害と多動が基本的特徴で、この両者を診断の必要条件としている。1つもしくはそれ以上の状況で両者を明らかにすることが求められている。また、生後5年以内の発症、長期にわたり持続することなどを条件としている。不安、感情障害、広汎性発達障害、統合失調症を除外する。発症時期、複数の場面、社会生活上の障害の規定がないなど、細部では若干の違いがあるものの、DSM－Ⅳの注意欠陥／多動性障害の混合型に匹敵する。行為障害の併存の扱いやサブタイプの扱いは異なるが、中心的な特徴については両者はかなり接近したものになっている。

(11) 1990年代の新しい研究

1990年代にはADHDの研究で注目すべき進展が2つの領域でみられた。その第1は神経学的基盤についてであり、もう1つは遺伝学的研究である。

a. 神経学的研究

米国精神保健研究所（NIMH）のザメッキンらのグループは、PETを用いてADHDの大人25人の脳の代謝活性を測定した。その結果ADHDの大人は対照群に比べて、前頭部と線状体で脳の代謝活性の低下が明らかであった（1990）。このグループはその後、10代のADHDを持つ子どもに対象を拡大し、同じ結果を得ている。この研究は、ADHDが神経学的な基盤を持っていることを目に見えるかたちで証明したことで、特筆すべき意義を有している。

続いてＭＲＩを用いて脳の構造についての研究が行われ、前頭前部、尾状核、線条体、小脳虫部などがＡＤＨＤを持たない子どもに比べて小さいことを報告している。

ｂ．遺伝学的研究

臨床的な遺伝研究は、家族内の発現について調べることによって行われてきた。ビーダーマンらの研究では、兄弟では32％、どちらかの親がＡＤＨＤであるとき、児のリスクは57％、ときわめて高い。双生児研究は、この症状の平均遺伝率を０・80と算定した（スティーブンソン、１９９４）。こうして、この障害の発現には遺伝要因が関与していることが明確にされた。

一方、遺伝子研究の急速な進展の中で、この障害に関連する分子遺伝学的研究が行われている。ドーパミンＤ２レセプター、ドーパミントランスポーター、ドーパミンＤ４レセプター[注3]などに関心が集まっている。これらの研究は21世紀のＡＤＨＤの研究と臨床に大きな発展

（注３）　間隙に放出されたシナプスドーパミンをうけとめるものがレセプターでＤ２、Ｄ４などの数種がある。トランスポーターは放出されたドーパミンを前シナプに再取りこみするもの。

をもたらすものと期待されている。

(12) わが国におけるADHDを巡る問題

わが国では１９６０年代に微細脳障害、微細脳機能障害の概念が続いて紹介された。多動と衝動性、不器用、学習の困難、注意集中困難・転導性の高さなどを持つ子どもが医療機関を受診していたが、児童精神科では、ごくわずかでしかなかった。これらの子どもは主として小児神経科を受診していたものと思われる。中枢刺激薬を用いる薬物療法も取り入れられていた。

児童精神科領域では主として、このような徴候と攻撃的、反抗的、反社会的な行動の問題は、子どもを取り巻く人々との関係の問題として捉えるべきであるとする考えが一般的であった。したがって、治療は主として家族カウンセリングと子どもの心理療法であった。薬物療法はそれほど行われておらず、抗精神病薬、抗けいれん薬が、主として利用されていた。

ＡＤＨＤに関連する障害が医療の場に持ち出されるようになったのは、１９９０年代に入ってからで、それも児童精神科を専門とする医療機関に限定されていた。わが国では、診断基準としては一般にＷＨＯの疾病分類が取り入れられていることで、ＤＳＭ－Ⅲが提起したＡＤＤ、ＡＤＤＨの概念は受け入れられにくい状況にあった。

これを打ち破ったのは冒頭にふれたメディアの力であった。この障害の本質的理解が得られないまま、家庭や学校で、著しい困難を抱えた子どもたちの姿がこの医療への関心を呼び起こしたのである。

以来、関連の医療機関では、ＡＤＨＤまたは多動性障害と診断される患者の数が急激に増加している。同時にＡＤＨＤについての学会報告、論文がこの数年に急増している。さらには、教育現場からは、これらの子どもの指導のための研修会が盛況をきわめており、母子保健の領域でも幼児期からの行動に伴う問題に対するケアを求めて関心が高まっている。ＡＤＨＤの子どもを持つ親の会、ＡＤＨＤに関連する支援をうたう組織が全国で生まれつつある。

臨床家にとって、このような新しい状況は、困難であるとともに、挑戦しがいのある事態である。ＤＳＭ－Ⅲからみると15年の遅れがあるが、わが国でのＡＤＨＤに対する取り組みは、子どもの精神科医療の役割を明確にするとともに、家族・地域・教育との連携のもとに展開するメンタルヘルスの１つのモデルとなることが期待される。

ADHDの治療の現状と未来

（司会）齊藤万比古
上林靖子　小枝達也
井上とも子　長尾圭造

齊藤　今回の企画は、本年（2001年）3月3日に、市民講座という形で行った国立精神・神経センターの公開シンポジウムの内容を特集として掲載していただくことになりましたので、その一環としてこのディスカッションを企画させていただきました。

公開シンポジウムでは、薬物療法についての小枝先生と、併存障害という視点からの私の演題が他の演題とは領域が少し違っています。上林先生と井上先生と長尾先生の3演題は親および学校・教師たちの関わりということで一致しておられると感じております。

親を支える技法ということで上林先生にはペアレント・トレーニングについてお話いただだ

き、それから教育のサイドからどんなふうにADHDの子どもたちを見ていくかという教育相談機関のお立場から井上先生にお話いただき、それに対して長尾先生はとかく対立しがちな親と学校が対立ではなく同盟あるいは協働というものを作っていくために、地域での環境作りが大切だという観点を話されたと思うのです。大きくこの2つに分けて、まず親および学校へのアプローチという課題について討論していただき、その後薬物療法と2次性障害に関する治療という課題に移りたいと思います。

では、まず順番に簡単に当日発表した演題の論点をまとめていただけるとありがたいと思います。ではまず上林先生お願いします。

ペアレント・トレーニングのプログラム

上林　私のところでは、ペアレント・トレーニングの実践を通して、育児に悪戦苦闘している親、保護者をどういうふうに支えられるか、研究所の相談室での経験を紹介させていただいたわけですが、そもそもなぜこれが必要と感じたかということを最初に述べさせていただきたいと思います。

とにかくADHDが、生物学的な背景のある障害だろうという前提で取り上げられるようになって、それまでの親のしつけという誤解から解放された反面、やはり日常が大変だということには変わりがないわけです。それは親御さんにとって、ADHDの子どもの特徴を踏まえて通常の子どもとは少し違った養育方法を考えていくことが必要ではないかと感じていたわけです。

　具体的に取り組むときに、親の責任ではないと言いながら、親がやはり頑張りましょうと言ってしまっているような、そのへんの矛盾も感じながら始めたわけです。実際には、ADHDを持つ子の特徴というのは、いろいろな刺激に対して即反応する、あるいは繰り返しやらされることに対してすごく否定的な反応をする、お母さん、お母さんと寄ってくるそうめて、お母さん、あるいは大人の注目をいつも求いった子にどういうふうな接近をしていくのかということになると思います。

　このプログラムを開発していく下敷きとなったのは、マサチューセッツ・メディカルセンター、およびUCLAのペアレント・トレーニングプログラムです。実際に私たちは両方のADHDクリニックを見学してみました。こんな形だったら我々もやっていけるのではないかとの感触を得ました。

　実際に、この問題についてはADHDの子をもつお母さんお父さんのニーズは非常に大きいです。しかし、こういう形の集団治療は、私たちがこれまで不登校の子どもなどで取り組んできたのとは少しスタイルが違い、行動の変容の理論を基礎にしています。したがって、私たちの側に準備が十分ではありませんでした。実際にUCLAでペアレント・トレーニングを20年あまり実践されているシンシアさんというケースワーカーの方をお招きして教えていただきました。こうして手探りでやってきたという感じです。

　基本的には行動変容の考え方は、ある意味では誰にでもわかりやすく、専門家がある程度基本的なことを理解して使い方を覚えれば実践できると考えています。このプログラムは、医療機関でなくても、教育相談所、児童相談所、さらには母子保健の現場でも実施可能であると考えています。特に母子保健や教育相談などの現場の中で行えれば、小さい年齢で親子関係が難しくなるのを防ぐばかりではなく、2次的に起こってくる問題を予防することにも役立つのではないかという印象を持っています。いま4回目のグループがスタートしているところですが、それを通して具体的なプログラムのマニュアル化を進めたいと思っているところです。

齊藤　では井上先生お願いします。

教育の側の役割

井上　学校の現場では、随分ADHDという名称は広がってきているように思います。ただ、少し子どもの動きが多いと「ADHDじゃないのか」と先生から言われて教育相談にみえる場合が増えています。実際にはADHDではないと思うようなお子さんもいらっしゃいます。とにかく教育相談の数が増えてきていることは事実です。それは過渡期としてしかたがないと思っていますが。

　学校の現場では、ADHDかそうでないかということよりも、実際にどういうことがお子さんにとって問題なのか、課題なのかということをしっかり見定めることができる先生の技量が求められていると思うのです。

お医者さんにADHDと言われたので、この子は医療の側からケアする子だとか、特殊教育だというふうに、通常学級で担任の先生が見るのは無理な子という捉え方をされると困るなと思っています。「この子たちにとっては担任の先生が頼りなんだ」ということを伝えたいと思って、いろいろ学校の方にお話をしています。その時にADHDへの対応の話をすると、最後には、通常学級の先生たちも「普通の子どもたちへの接し方と同じですね」とおっしゃいます。子どもを導いて、子どもの良さを引き出していくということが教育であるなら、その子の良さを認めて、そこをきちっと評価しながら子どもたちの意欲を育てていくことや、先生たちがこんな子になってほしいと思うことをしっかり伝えていくことが大切ではないかと思います。

学校の中でやはり難しいのは、集団であるということです。周りのお子さんに対してどう対応していくかを含めて指導を進めていく必要があると思うのです。学校の先生たちがADHDのお子さんの行動にのみ目を向けると、必ず「私は40人の子どもの担任です。この子だけのことを考えてはやっていけません」ということになってしまいます。ADHDのお子さんは集団の関係の中で問題行動が強まっていっているので、集団の中での関わり方をきちんと見て、行動のしかたを指導しなければならないと思います。

私が一番大切と思っているのは、「共感す

る」ということを彼らが身に付けていくことです。お互いに共感しあうことで集団が上手くやっていける。この共感を指導の目的とすることが大切と思っています。

　また、先生方はついつい毎日のことに追われてネガティブな指示の出し方や評価の仕方をしがちです。その方が小さい子どもはよく言うことを聞くので、先生たちもその循環に捉われてしまうのです。だからつい叱ったり、「そんなことをしたら、○（丸）がもらえません」などネガティブな表現が多くなる。そこからまずポジティブな言い方に変えていってもらうことをお願いしています。

　それから、学校の先生方の中で、お薬に対して嫌悪感を持っていらっしゃる方がいます。それに対しては、仕事として、薬を飲む飲まないは教育の場の人間が言えることではないという話をしています。お薬を飲んでいるということがわかったら、それが教室の中でいかに効果が出ているのか、どういう状態だったかをきちんとお医者さんや保護者にフィードバックするのが私たちの役目だという話をします。やはり医学と教育の役割の違いをきちんと言わないと、学校の先生たちはお医者さんから指導を賜るという立場になってしまうようです。そうではなく役割の違いだという話をしたら、少し安心されるような感じです。自分たちだけでこの子たちを見ていけるわけではないということ、これからはそれぞれの役割分担、親御さんは親御さんの役割、私たちは私たちの役割というところをきちっと踏まえたいなと思っています。

齊藤　長尾先生、医者の役割としていかがでしょうか。

ADHDを地域で考える

長尾　私の場合、なぜ「地域」がキーワードになっているかというと、堺市というのはまさに地域で子どもの大パニックが起きたところだからです。小・中学生全部で4万人で、小学生は2・6万人。そのうちの1万人がO157を発症した。これはものすごく打撃だったんです。その地域で考えないと誰もわかってくれないという、言ってみれば、被災者からの発想、思いがあって、子どものことについても「地域で考える」という視点が出てくる。地域アプローチの一番のポイントは、教育者も保護者もそれから我々も、立場や思いにより、子供観がばらばらなのです。それがADHDを理解するときの足かせになっている。

教育の分野で子供観というのがある。それでADHDが理解できるかというと少し難しい。例えば、子どもというのはしつけによって、その行動のコントロールが決まるとすると、ADHDの子はしつけがなっていないと言われるぐらいの問題行動を示しますから、しつけ方が悪かった、つまり親が悪いとなる。しかしそれは違います。

次に子どもというのは性善説で生まれつき良い子だとする。良い子なのにこんな子になっている。それは誰が悪い。きっと環境が悪いのだろう。学校かもしれない、地域かもしれないという犯人探しにつながる。次にもともと子どもにはいろいろあって、性善説をとろうがとるまいが、できない子というのはいる。この子がそうなのだとすると、諦めの気持ちが働く。しかしこれらは全部違う。それをまず大人の頭から消していただくことが1つ目の仕事になりました。

それから2番目は、地域によってものの見方が違うのです。商店街で威勢だけの呼び物みたいな町では、ADHDの子というのは、高く評価されて、あれはひょっとしたら成功するぞぐらいの評価を得るわけです。これは商売人にもってこいだというわけです。一方、文化財を持っているような地域で落書き1つしたってもう地域の大問題になるというようなところでは、ADHDの子の評価というのは低くなってしまいます。そういういわばある種の偏見でものを見ているという、ものの見方の違いということにまず気づく。自分たちは本当にどんな文化の中でどんな価値観をもって住んでいるのか、人を見ているのかということに気づいてもらうというのが2つ目の仕事でした。

それから3つ目は、ADHDの子のトラブルや問題はすぐ地域で噂となる。それはもう伝承風聞の類いですので、針小棒大、話が倍になっているというようなことがよくあります。大事なことは、本当の事実は何だったのかということの確認です。これは実際やりましたがよくわからず非常に難しかったです。つまり、近所の噂をいくら足し算したって、いくら分析したって、事実になかなか迫れないというのがあります。私たちは地域で集まっていますから、あそこの町のあの子はという話が出るのですが、気をつけなければならないのはそれをその子の履歴にしない。いずれ将来も、そこに住む子がおりますから、過去を引きずらないようなものの見方というのが必要です。いまは悪いことがあるかもしれないが、それもいまだけの話だというふうな思いを持てるとか、ピュアな目で子どもを見ると。そういうふうな視点を作るということが非常に大事で、そういう前提なしにいきなりADHDを理解す

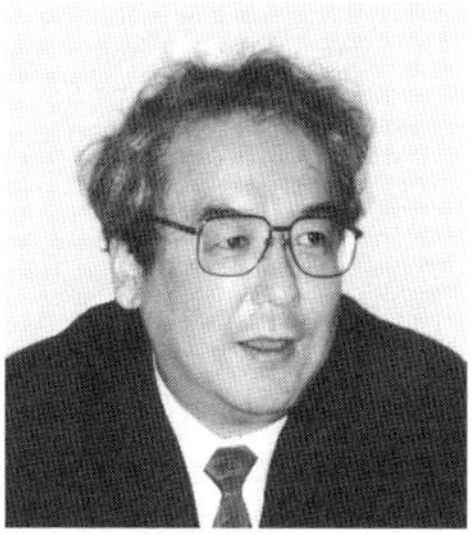
齊藤万比古氏

るといってもすごく偏ってしまう気がします。

特別な配慮によるしつけ、共感へのステップ

齊藤　だいぶイメージが具体的になってきたかと思います。

少しディスカッションの口火を切らせていただきます。上林先生と井上先生のお2人のお話を伺っていて思ったのは、やはり親も教師も鏡の表と裏みたいに互いを映し合っているような感じでとても似ているなということです。先生の側の発想として、「ああ、そうなんだ。普通の子どもに普通に関わっていくこととあまり変わらないではないか」という認識になられると井上先生がおっしゃいまし

たが、まさにペアレント・トレーニングも同じことが言えますよね。たしかに特殊な工夫という面もありますが、子どもを育てていく上の基本的な心得のような部分もペアレント・トレーニングの考え・公式の中にいくつか混じっていて、そこにADHDならではの特性が乗っかっているというところがあると思います。本当にADHDをきちんと扱えるように大人がなっていくというのは、要するに子どもをきちんと見られるようになっていく、どんな子どもに対してでもその子どもを見ることのできる目を少しずつ持っていくことだと思うのです。だから上林先生の話されたペアレント・トレーニングも、井上先生が話された学校の先生の捉え方へのアプローチも、ADHDだけの問題ではなくて、いろんな形でいままで取り扱いにくいと思っていた問題に対して応用が利く、修正を微妙にしていくことで、いろんな対象を扱い得るという、そういうものにどちらも展開していきそうな感じがするのです。

長尾　上林先生のおっしゃったADHDなりのしつけ方について、しつけというのは、どの子にもその子なりのしつけ方が本来必要です。しかし本来それをやっていないのではないか。やらなくても、しつけられる方がうまく調節しているから、その子なりのしつけ方になっていなくてもうまくいく。しかしADHDの場合はその子なりにというのが際立ってくるという意味では、特別な配慮がいるという、先生のおっしゃっていることがよくわかります。

齊藤　ＡＤＨＤの子どもは、養育環境での不満を抱えておいてくれない。パッと表に出してしまうというところがあります。そういう養育環境でのすれ違いとか、教育環境の中での自己実現が阻害されている状況での不満を心の中にずっとため込んで出さない子どもたちというのも、ＡＤＨＤの子とは逆に考えられますよね。上手く処理できている子どももいるけれど、出せないで先送りしてどこかでそれがポンと出てくる子どもたちもいる。そういう意味で言うと、ＡＤＨＤのようにすぐに不満を表に出してしまう子どもにも、不満を抱え込んで出していない子どもにも、各々に適した観点できちんと見てみる、どうやったらこの子にもっと表現させることができるか、支えることができるかと考えてみるということが大切なのかなと思います。

長尾　井上先生が共感を身に付けるとおっしゃいました。しかし、共感を身に付けるというのは普通の子にも難しい。それをＡＤＨＤの子に強調するのはワンステップ飛んでいるように思う。担任がどう思うかとか、自分がどう感じたかを身に付ける教育が、いまの教育システムに果たしてあるのかということです。普通教育の中で、いわば人間の感性とか、出来事に対する反応について教育でやってくれるなら、ＡＤＨＤの子に「あなたたちもわかりなさい」ということができますが、そこが欠落していて「あなただけわかれ」というのは少し酷なように私には思えます。それをやるなら最初に、普通の子を対象としたそういう教育をワンステップ入れると全体にわかりやすいものになるのではないかと思います。

井上　私もそうだと思います。最初から「隣のお友達の気持ちをわかりましょう」と指導してもそれは無理で、幼児期からいろんな形で失敗体験を重ねてきているADHDのお子さんに、それだけの心の余裕はないのです。最初の段階としては、先生や大人が、人の気持ちをわかる、受け止めるというのはどういうことなのかやってみせる。受け止められたらこんなに気持ちがいい、嬉しいという思いをきちんと育ててからでないと、共感というところにはいけないのはそのとおりだと思います。指導ステップとしては、まず自分が楽しいとか、嬉しかったとか、素直に喜べる環境に置くというのが最初だと思っています。

齊藤　ADHD概念が世の中に広がってきて、功罪相半ばするということだと思うのですが、治療法とか援助にも非常に関係があると思います。その点に関して小枝先生が実際に経験されてきたことから感じておられることとは何かありますか。

臨床の側からの見極めが大切

小枝　ADHDのイメージが広まったことが我々の目の前にADHDの幼児、学童が増えてきたことのひとつの要因だと思うのです。要するに、保育士、幼稚園教諭、学校の先生方が、ADHDの子が医療的介入の対象であるということに気づいてきたというのが増加した原因のひとつだろうと結論づけています。もうひとつは、家庭での教育力、子育ての問題があるのではないかと思っていまして、その2つが主な原因だと思っています。

外来という窓口から見ていると、幼児期に来ていただくことが最近増えていますので、私としては非常にいいことだと思って喜んでいるのです。それは私が目指しているADHDの2次障害予防に非常に関係してくるので、学童期に入って親も子も学校も混乱しきって、こんがらがった糸を解きほぐすときの労力に比べれば、幼児期に来ていただいて、ADHDであるにせよないにせよ、子育ての確かな方向づけをしてあげられることは大変いいのです。親が変われば子が変わり、子が変われば保育士さん・幼稚園教諭の見る目も変わります。さらに周りの子どもの目も変わり、その子がハッピーになっていきますから、大変いいことなのだろうと思っています。

上林　私も基本的にはいま小枝先生がおっしゃったように、ADHDの行動の特徴を持った一部の子どもがいて、通常とは違った配慮をしていくことで問題から免れる可能性を持っているし、似た状態を来す非常に混乱して崩壊している家庭とか虐待が絡む問題まで考えると、困難を抱える危険性を持っている子どもたち、すなわちハイリスクの子ども、ということで注目されるのは基本的には望ましいと思います。その一方では、本当にADHDかどうかをきちんと見ていくと違った問題があって、現状を捉え直して、地域の問題に返していく部分もあると思います。少なくとも

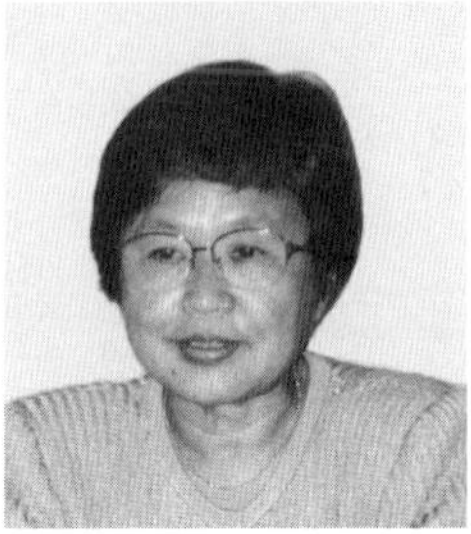
上林靖子氏

一方的に烙印を押されてしまって、親が悪いとか、子どもの辛抱が足りないというような形できていたものよりは少し前進していると思います。

　ところで、我々が引き受けているケースからは、周辺の部分をもっと整理する必要を感じます。ひとつは他の発達障害で、高機能の自閉症の子どもや境界知能の子どもです。また虐待の問題では、原因か結果かの判断の難しい例に突き当たります。臨床の側からいくと境界を決めにくい複雑な要因を我々に突きつけているのではないかと思っています。

　もうひとつ、私は学校訪問をする機会をいろいろ持っているのですが、これまでは発達障害の子どもの場合、知的障害があって適応していない子どもの問題に注目が集まっていましたが、最近は、多動の問題に関連して、取り上げられることが多くなっています。現場を見ると本当に大変で、いったい子どもはそんな中でどうやって教育を受けられるのだろうと感じることが非常に多いのです。根本的にシステムの見直しや行政的な対応がないと大変難しいと思っています。ＡＤＨＤに似た行動から、少し広がっていろんな子どもが見えてきているのですが。

小枝　私などはそういう子には、「場」と「人」、要するに別に教育する場所と、ケアしてくださる先生を付けると、程度が強い子の場合には落ち着くのかなと思いまして、そういう対応を教育委員会と相談しながらやってきました。しかし上手くいかないケースの方がむしろ多いように最近思うようになりました。

要するに診断書には、病名は「ADHD」と書きますと、教育学的障害名が「情緒障害」、それに対する「教育的措置」と3段論法でいきますが、情緒障害児学級を作ったり情緒障害通級を作ったりして場を与えても、結局は対応する先生の質だという結論が出てきていて、本当に周りの理解を高めていかないと、その子の居場所と人を供給しても変わらないと思っています。それは学校の場だけではなく長尾先生のおっしゃった地域も同じで、要するに日本社会の成熟がもう少し進んで本当にいろんなものを正しく受け入れていくという懐の深さみたいなものが根づいてこないと難しいのではないかと思うのです。そういう意味で、ADHDの子は非常に生きづらい子どもたちであるのは間違いないと思うのです。

齊藤　一般的な教育と特殊な教育とを切り離すのではなく、いかに相乗りして両方を利用しながら対応するかですね。特にADHDの子どもは教室の中で評価されないことが多いですから、どんなに良い子にしていても、普通が精いっぱいで、良くしているとは言ってくれない。ADHDのことが知られるようになったおかげで、ADHDの子どもを良くやっていると認めてくれる雰囲気は親も学校も前よりは出てきたと思いますが、それにしても褒められる機会は彼らは非常に少ない。いまでの制度ではADHDの子どもの個別的なサポートは情緒障害児学級しかないでしょうが、学校教育の場で個別指導を受けたり、あるいは集団指導を受ける中で自己評価のサポートが上手くいっていると、医療はそんなに手を出さなくてもすむケースがたくさんありますね。

小枝　私が「教員の質」と言ったのは少し言葉が適切でなかったと思うのですが、子どもに対するアプローチの方法論、少なくともポイントを押さえたプログラムが情緒障害児学級の先生方に伝わっていくといいのですが、まだそこが不十分だなというところです。

教育現場のバリエーションの広がり

齊藤　情緒障害児学級とか特殊学級とかいうものの教育技能としての特殊性に関して教育界がもっと理解してくれて、扱う子どもの特殊性のための特殊学級ではなく、教育技法の特質性が特殊学級の特殊たるゆえんだという観点をきちんと持ってくれないと、本当に分類のための特殊学級になってしまうわけです。現在問題になっている高機能自閉症にしても、ADHDにしても、あるいは不安障害の子どもたちにしてもそれぞれに特殊なサポートが必要ですし、いま求められているのは、それを医療に持ち込む前に教育の中でもかなりできるのではないかという発想です。

井上　お子さんの教室の中での状態が、大変な状態になる場合もあるので、毎日個別に対応できる情緒障害児学級を作ったり、そこに通ったり個別的な関わりの時間をとることが増えてきていると思います。

それから、なかなか40人の中ではお子さんの安全が保障されなくなってきていますので、いままでは教員が教室の中に1人だけだったのが、補助的な教員が入っているところも増えてきていると思います。文部科学省もチームティーチングや少人数制の指導など多様な教育形態を示しだしている。できれば集団の中で教育できたらいいということですが、一時的にしろ、特別な教育を集中的にやれる場を設けようという、普通教育、特殊教育との間に動けるものを用意しようという考え方も出てきています。そういう点では、いままで特殊教育に携わってきた人たちが価値観を変えるときに来ているのだと思います。いままで障害カテゴリーで分けていたものを、文部科学省が特別な教育ニーズに応じた教育を打ち出した。一番大変なのが教育現場にいる先生たちで、変わっていくのに力がいるだろうなと思います。

小枝　それでよくわかりました。いろんなバリエーションが教育現場でとってもらえるようになってありがたいなと思っているんです。しかしそのわりに忙しさが減らない（笑）。要するに現場の先生方の体制の変化への意識の変化、あるいは技術の変化、知識の変化が追いついてくると効果が目に見えてくるということですね。期待しています。

齊藤　果たして今のわが国においてADHDの子を持つ親たちはどんな環境に置かれているのでしょうか。上林先生はペアレント・トレーニングを求めてくる親たちを通して、その点はどんなふうにお考えになりますか。

上林　とにかくお母さんにしてみると心配なことがたくさんあります。そのときに、自分の子どもがADHDであるとわかったとしても、なるべくそれを知られないよう上手くやってほしいという親の希望は一般的に多いのではないかと思うのです。実際にADHDだと言ってしまったときに、ADHDの理解が進んだ反面、やはり親側が恐れているのはいっそう状況が悪くなるのではないかということで、非常に肩身の狭い思いをしています。保護者参観が辛いとか、幼稚園や公園に迎えに行って、自分の子の周りには誰もいないという親の孤独感がものすごく大きいと思うのです。

ですから、地域で理解するということがものすごく重要なんだなと思います。長尾先生のやっていらっしゃるようなことがあれば、親も自分の子どものことをフランクに出せる機会ができるのではないかと思います。親の会の活動を熱心にやっている方でも、学校に対しては言わずにすませたいというのがやはり一般的で、地域の中で烙印を押されてしまうのが怖いという考え方があるのだと思います。

長尾　精神科を受診して、精神科の医者が、ADHDにしろ何にしろ病名をつけて学校などに報告せざるを得ないということ自体が、スティグマです。

まず、親がいろんなアプローチで取り組むためには、いま抱えている問題がとりあえず収束しないとダメです。治療により半分にでもいいし、4分の1でもいい。親にしてみればとにかく今起こしている問題を何とかして起きないようにしたいと、なくす方向ばかりをみていますから。それからやっとビヘイビア・モディフィケーションなどのいろんなアプローチをして、親と学校の連絡などに本当に取り組めるようになるのです。

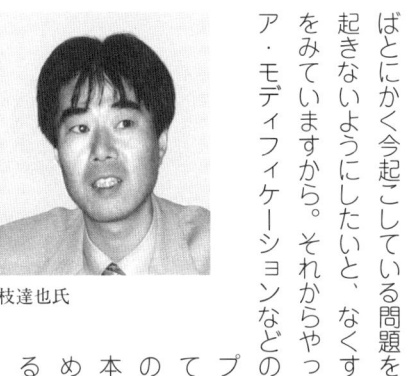

小枝達也氏

ADHDに対する薬物療法の位置づけ

齊藤　すこし話題を変えまして、ここからは個人治療、子ども本人への治療援助というテーマに移らせていただきます。最もニーズが高く個人治療の代表選手といえるのが薬物療法ですので、まず小枝先生にお話していただきたいと思います。

小枝　私が市民講座でお話させていただいた内容で一番言いたかったのは、薬物療法の位置づけということです。先ほど井上先生のお話にもありましたが、薬物療法に対するとても強いアレルギーを持つ人がいる。その反面、すぐ病院へ行って薬を出してもらいなさいというとても依存的な人もいるということ

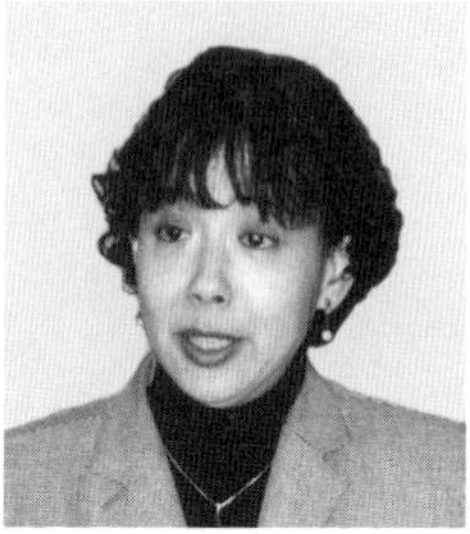
井上とも子氏

です。私はあまりに両極端になっては困るという立場をとっています。ですから、薬が随分と手助けになる子もいるが、それだけで子どもが変わるものではないという、ＡＤＨＤの子どもの医療的介入の中の薬物療法の微妙な位置づけということについてお話させていただきました。

基本的に私は小児科ですので、小学校に上がる前ぐらいにご相談をいただいて、すぐに薬物療法を行うのではなくて、家庭とその子自身へのアプローチをして、変わらない場合には薬物療法も必要に応じて行うということです。そうしないと学校に上がって、しつけが甘いのではないか、だから厳しくしますという教育が始まり不登校になってしまう子がいるのです。５月の連休明けは怖くて、不登校になってしまった子どもとその親、後ろから暗い顔をした担任ということでいらっしゃることが多いものですから、それは何とか避けたいと思っているわけです。その前に上手く介入できると、非常にいい状態で子どもが学校生活を送れます。子ども自身に本当に自己統制力がついてくるし、セルフエスティームが育ってくるんです。それを「２次障害の予防」と呼んでいるのですが、ひとつの有力な治療手段だと思っています。

もちろんそれが主たる治療法ではなくて、大事なのは、そうやって症状を緩和した上でどのように関わっていくかということを、保護者も学校も、場合によっては地域も知っておくということではないかと思うのです。それが上手くいきますと、思春期まで投薬を必要とするケースは少なくなると思っています。しかしまったく皆無にならないのが難しいところで、おそらく齊藤先生、上林先生、長尾先生が診ておられる子どもたちがそうだと思います。

齊藤　先ほど薬物療法について、学校の先生たちの薬物に対する捉え方が随分いろいろあるという話もありましたが、親も薬物への対応の姿勢は非常に様々ですよね。以前は親はリタリンをはじめ薬物療法に非常に否定的で、多動の行動コントロールに関する治療ニードはあっても、薬物療法を医師が提案すると「いや、それは」と躊躇される場合がほとんどでした。よほど深刻なケースでなければ「薬を」なんて親は言わなかったのですが、この3年ほどは初めから「リタリンを出してください」と言ってお見えになるケースが非常に多いです。

それから、リタリンを中心として医師が薬物を処方しようと考えるときは、単にADHDの症状がひどいということだけで考えているわけではないのです。そうではなく、ADHD症状を抱えている子どもがもうボロボロになっている、例えば自尊心を深く傷つけられ、精神的にダウンする寸前になっているといった状況を見て、これはもう薬物療法の適用ではないかと考えることが多いのではないでしょうか。

長尾　私は、投薬するときは子どもに対してインフォームド・コンセントをとっています。ずっと診察してきて、結局、「僕、じゃあこれとこれは困るんだね。これについては、今は効くお薬ができているけど、何なら飲んでみるか、それともやめる？」と聞いて、「飲む」と言ってから処方しています。それまでは処方の話はしませんが、いよいよ最後の段階で、ADHDのこれこれの症状だけが困っているとなってから薬の話を切り出すと、大体は「飲んでみる」と言います。

小枝　子ども自身への説明というのは何歳ぐらいからですか。

長尾　4、5歳からでもいけます。おもしろいのは、例えば「この薬どうだった」と聞くと、子どもは適切に答えます。親は見ているだけですからよくわからない。子どもは自分でピンとくるわけです。非常によかったとか、変わらないとか、少し落ち着いたとか、褒められたとか、友達とケンカしなくてすんだとか、そういう子どもの自己評価が次のモチベーションに役に立ちます。

小枝　私も子どもに、「薬を飲むとどんな感じになる」というのはよく聞くんですが、私のところはなかなか表現しきらない子が多いです。印象深かったのは「これを飲むと先生の言うことを聞いてやろうかなと思う」と（笑）。

長尾　最初に焦点を絞り込む。問題点は10も20もあるのですが、2つか3つにする。子どもが理解できて指摘されても構わないものだけしか残さない。そうすると子どもはすごくわかりやすくて、「どれぐらいよくなった」と言ったら、「80％」とか「90％」とか言います。

小枝　効果の評価にも子どもなりの感想を言っています。

長尾　いずれ第2選択の薬物も必要ですから、将来の選択肢を増やすために、「今度これを飲んでくれないか？」と。やはりダメだとかしんどいとかいろいろ出てくると、「これって僕に合わないな」と。自分のために使われているという感じをもってもらうのが大切です。

齊藤　それは非常に重要ですね。実際問題として、薬物そのものが非常にマイナスに評価されてしまっているという困難があります。これは日本特有なものかもしれませんが。

長尾　そうですね。それはインディケーションをきっちり守るということを医者がしなければいけないのではないでしょうか。

齊藤　たしかに非常に多い量のリタリンを処方するというやり方の医師もいるようですし、逆にそもそもリタリンを使うこと自体が問題だという医師も少なからずおられますね。

長尾　「トリートメント・オブ・サイキアトリック・ディスオーダー」（TPD－Ⅱ：Treatments of Psychiatric Disorders 2nd edition. American Psychiatric Press Inc., 1995. 精神障害の治療─第2版）というアメリカから出ている本の1995年版では、ADHDの治療は薬物療法のみです。これを一番中心に据えて考えていかないといけない。エモーショナルな議論でもたもたしてしまっては、エビデンス・ベイストにならないと思います。

薬物療法のルールづくりが必要

井上　この間、あるお母さんがおっしゃるのには、お医者さんに「お母さんが飲ませたかったらリタリンあげますよ」と言われたとのことなのです。私はそのお母さんに「お母さんは、子どもがどうなったらいいと思いますか」と聞くと、「とにかく動きを落ち着けたい」とおっしゃるんです。「まず、もう1度そのことを医師に伝えたらどうですか」とお答えしたのですが。

長尾　その医師が問題だと思います。つまり、私もうっかりして患者さんに「じゃあこの薬を出しましょうか」と言うときがあるんです。「出しましょうかと言われても先生、その薬のことはわかりません。先生の仕事でしょう」と言われる。いきなり患者さんに選択するような聞き方は、患者さんから注意を受けることがあります。

齊藤　さきほどの場合は少し違うふうに解釈することもできますね。その医者はリタリンならリタリンを自分の責任で出すということを躊躇したのではないかなと私は感じます。つまり親が望むなら出してあげてもいいけれど、これはそもそも保険適用に入っていないし、私が好んで出すわけではありませんというメッセージであった可能性が高いと思うんです。親が望むなら適用外使用だけれども出してあげないこともないというような。それでは親は困ってしまいますよね。そのときに、それに代わる別のチョイスはあるのかどうか、あるいは医師としてADHDの薬物療法というものをどう考えているのかというあたりがまったく説明されなかったという点では非常に不親切な対応だったと思います。しかし逆にいうと、それが日本における医師のリタリン治療に対する姿勢の本当に正直なところかもしれません。ADHDに興味を持ってしまった我々は、リタリンを含む選択肢の中でやっているわけですが、しかし躊躇する医者もまた日本における現時点でのADHD理解の典型のひとつであるわけで、もしかするとその反応は良心的に振る舞っての結果かもしれません。

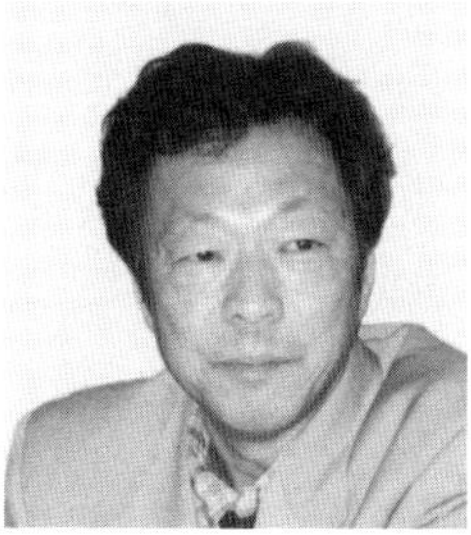

長尾圭造氏

小枝　非常に微妙なところだと思います。「リタリンを出しますから飲みなさい」と一方的には言えないのもひとつの現状でしょう。「この子の症状には今必要だと思う。出そうと思うが同意しますか」ということは聞きます。やはり言い方の差で、薬の適用を親に決めさせるのかと思うような場合も言い方で出てくるでしょう。私は基本的にお母さんしか外来に来なかったときは、必ずお父さんとも相談して同意の上で、という手続きをいくつか踏まえています。そういった薬物療法のルールづくりをしなければならないと思います。

上林　最近、児童青年精神医学会の会員と、小児精神神経学会の会員の医師に調査をした結果、リタリンをファーストチョイスに使っているのは75％で、4人に1人は使っていませんでした。まだまだリタリンの使用をめぐる壁が厚いんだなと思いました。数年前に調べたのは、もう少し低く60％位だったと思います。

小枝　実は小児神経学会で同じ調査をしましたら、圧倒的にリタリンのファーストチョイスが多かったです。

長尾　薬物で問題になりそうなのは、「不作為の作為」、つまり問題点があるにもかかわらずその対応として薬物を使用しなかった場合です。例えば子どもが事故に遭った。それはその治療者として、一番その時にいい選択を本当にしたのだろうかという形で責任を問われると思います。

薬害エイズ裁判がご存知のように有罪になりました。そのときにとるべき最良の方法をとっていないとすれば責任を逃れ得ない。例えば多動の子で、十何階の家に住んでいるとか、窓の桟によじ登るなどがあって非常に危険だとします。そこはやはり「危険性を防ぐためにこれは8割は効きます、しかし2割はまだわからない」という最低限の説明をして、投薬を避ければ危険性はあることぐらいは伝えなければいけないと思います。親はそれが心配で来ているのですし、子どもの安全を保証するというのは大きな問題です。そういう意味では薬を使わないことの罪や悪影響の方も一応議論の範囲に入れなければならないと思います。

齊藤　正反対から光を当ててみると、今度はこのリタリンのマイナス面をちゃんと心得ておかなければならないということもありますね。マイナス面の方からの意見は、嗜癖への圧倒的な親和性ということですが、実際問題としてどうでしょうか。私の場合、中学生の終わりぐらいまでにはほとんど全例でリタリン投与を終了するというやり方をしてきたのですが、その中で嗜癖が心配になったケースはありません。

小枝　私も、主に学童ですが、「この薬はやっぱりやめられると困るか」という話をするのですが、「いや、なきゃないほうがいい」と言います。それから、飲むと気分が良くなるという話はしてこないです。

齊藤　私はリタリンをなるべく粒ではなくて粉で出します。それで、乳糖なりと混ぜてみて、だんだん終わりを意識する時期になると徐々に乳糖の量を同じにして薬を減らしていくという形にします。あるところで100%抜いた状態でさらに半年ぐらい乳糖だけを与える。ある程度の期間効果があって服用を続けてくると、本人がリタリンをやめることに不安がるということもよくありますので。それで「実はもう半年間リタリンは飲んでいなかったんだよ」ということで本人も親も安心して無事軟着陸というやり方がわりと私の採用する終わり方なんです。上林先生はいかがですか。

上林　錠剤で出すことが多いです。いくらか気分がすっきりするみたいな証言をする子が過去にはいて、気になったケースはありましたが、そのケースも中学2年ぐらいのときにやめられました。その子などは全体の適応はそんなに悪くなくて、中学生活が順調になったらやめようと言っていながら、本人がやはり切るのは不安ということで、やはり切るときの別の支え方を一緒にしていかないといけないないなと感じました。

齊藤　主としてその嗜癖が問題になっているケースはうつの方でリタリンを使っていたケースではないでしょうか。あとはナルコレプシーかどうか、鑑別をはっきりしないままリタリンを使っていたケース。それからインターネット等で情報が流れているように詐病によって医師からリタリンを処方してもらうケースでしょうか。

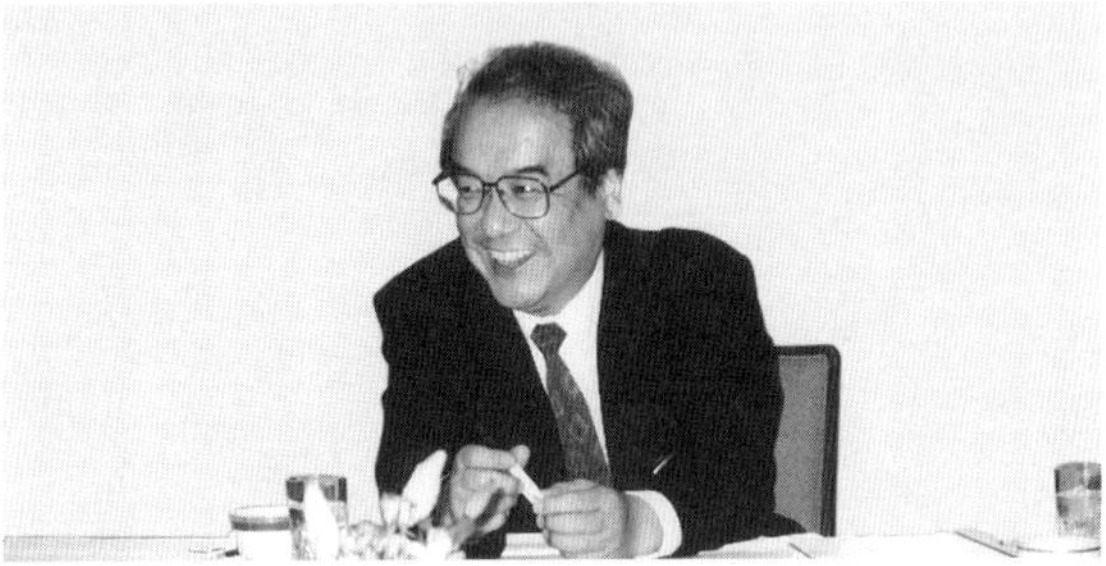

ADHDの2次性障害・併存障害

齊藤　さて、今度は、併存障害、2次性の障害について少しADHDのイメージを複雑にしている要因として考えてみたいと思います。

ADHDが早い時期に受診してくれる時代になってきたという点では、早く治療を始めることによって2次性障害のかなりの部分が予防できるかもしれない、小枝先生流に表現すればADHDの予防になるかもしれません。

例えばADHDが深刻な障害として認知されるときというのは、要するに深刻な2次性障害が付け加わった状態であるという場合が大半です。ADHDが基本的に幼児期の前半からその特徴を概ね持っていただろうと考えると、その段階で適切な支援が行われれば2次性障害の発展をかなり抑えられる可能性はあると思うのです。しかし実際には家庭的な、学校環境的なサポートが非常に貧しい状態に置かれている子どもたちが沢山いるのです。その2次性障害がADHDの病態を非常に複雑にして、関わる人たちに治療困難性を感じさせる主要因になっているだろうと思います。

それともうひとつ併存障害としての行動障害の発現要因に関してですが、行動障害への親和性の高い体質ないし傾向はかなり早い段階で既に決定されている可能性があるのではないかということです。条件の良い子どもたちと条件の悪い子どもたちをひっくるめて、行為障害の展開の確率を調べた調査では、ほとんどの調査が早期の幼児環境の劣悪さとの関係を出していますので、まったく子どもの体質に帰してしまうことはできないでしょうし、単純な出発点だけで決まっているわけではないと思います。

治療技法として、例えば薬物療法では、不安や抑うつを併存する確率は比較的高いので、したがってADHDと併存障害を視野に入れた薬物療法はその内容が複雑になりがちです。時には相矛盾する薬を投与しあうようなことさえ出てきてしまう面がありますので、2次性障害のケースに対する治療はどうあるべきかということは、かなり慎重に検討すべき課題です。

先ほど教育に関して情緒障害児学級での少人数もしくは個別の対応という話が出ましたが、医療においても個別の対応は当然しなければならないと思います。子どもがどんな自己像を作っていくかに関わることで、行動修正法がうまくいけば自己評価は上がっていくわけですから、それだけで解決するケースもあります。しかし引きこもりの傾向が出てきていたり、非常に受動攻撃的なお子さんは、行動修正法そのものに乗ってこないということがありますので、そうしたケースに個別のサポート法を考えていくということは非常に重要だと思います。

従来の受容中心のプレイセラピーとは違う、もっとインテンシブな治療が必要になってくると思いますが、従来のプレイセラピーが持っていた葛藤の表現、傷ついた自尊心の表現、それを回復するファンタジーの展開といった機能は、その子どもの人格構造に大きな影響を与えるというのは正しいと思いますし、少なくともこの領域を日本で考えていくときには生き残らなければならない技法のひとつと思っています。併存障害はADHDの治療という領域でプレイセラピーを展開しやすい領域であると思っていますので、私としては大変興味があったのです。ADHD治療の体系の中では、主流ではないですが、でも省くことのできない領域として考えていきたいと思っています。

というこことで、当然似たようなことを教育界は議論しているわけですが、井上先生はそのあたりはいかがでしょうか。

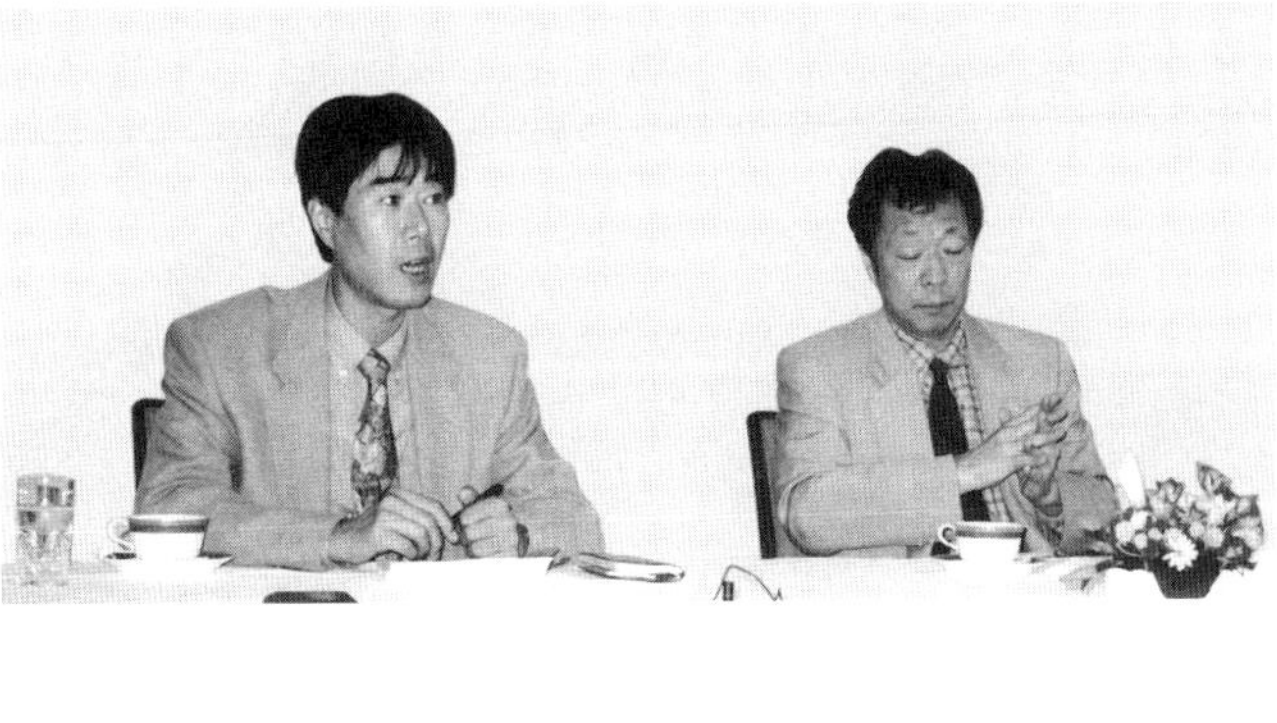

ＡＤＨＤ治療におけるプレイセラピー

井上　いまは行動療法とか行動変容法、行動分析とか言いますが、あまりに短絡的に罰を与えるとか、褒美を与えるというのではなく、ＡＤＨＤのお子さんではなくても、まず子どもがどういう状態にあるのかしっかり見定めて、この子は何を表現したいのかをまず受け止めることが教育の基本だと思うのです。

　長尾先生もおっしゃったように、１人ひとりに違う対応があるということは、１人ひとりをしっかり把握する、そのお子さんがどういう状態なのかをきちんと受け止めることから始まります。医療の方針と同じように教育

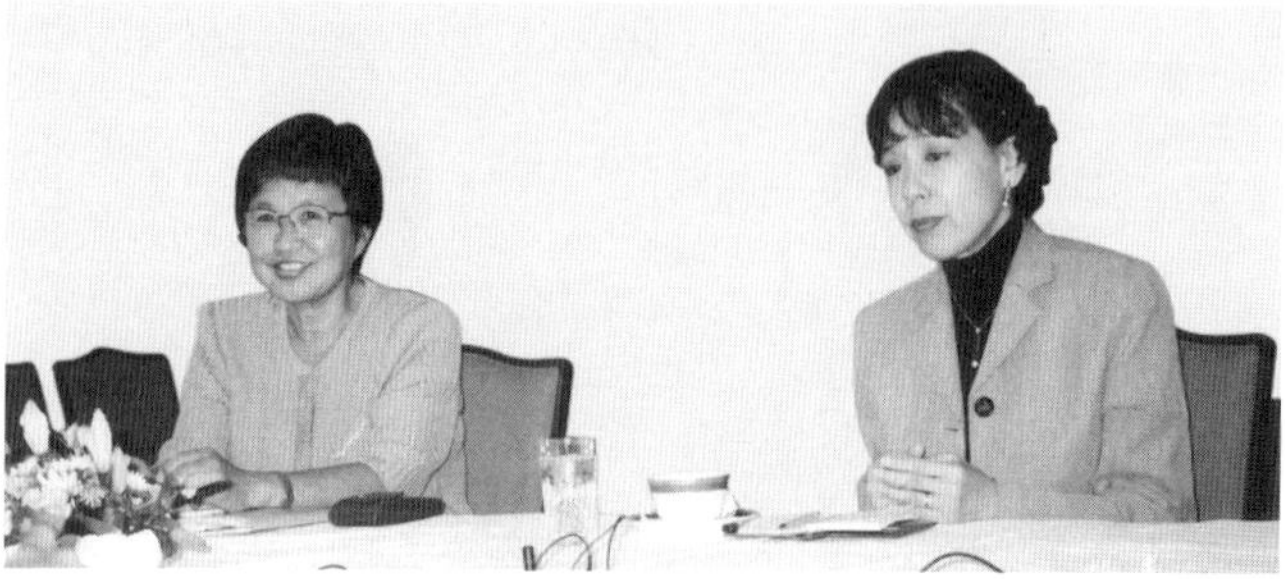

の方針として、そのお子さんが社会で暮らしていくために、少しでも自己実現できるように目標が定められていく。それはすべてその子の言うとおりにしてあげるということとは違うと思います。そこで教育の手法が必要なのだと思います。

齊藤　私どものところで行われている臨床心理士のトレーニングでも、神経症的な子どもとADHDの子どものプレイセラピーを1例ずつ行う場合、神経症の方を少し先にスタートさせるんです。数カ月遅れて開始したADHDの方のプレイセラピーと対比させると、非常に教育効果が上がり、サイコロジストとしての実力がわりとつくような気がします。受容することを学びながら受容だけでは絶対混乱してしまうケースを経験することができます。

ADHDの子どもも人に受け入れてほしいと思っていますから、1対1の環境こそ、相手が自分を認めてくれるかどうか一番敏感になる状況ですし、だんだん語れるようになってくる。行動で表していたものが言葉に変わってくるということがあって、それを目指したいと思っています。

それから実際にプレイルームを破壊したり、あるいはセラピストを本当に破壊しようとする行動があった子どもが、象徴的な遊びだけになってきたり、言葉の遊びややり取りになってきたりするということが、成功するケースでは必ず起きてきます。それが子どもに内面化されていって、自我構造を変えていくだろうという感じがしています。それは行動修正法と同じですし、時には技法を混ぜあわせていく必要があるかもしれません。遊び心なしの行動修正法はあり得ません。シンシアさんを見ましても、子どもをのせてくる上手さというのはプレイセラピーの思想そのものです。

井上　教育の側から未学習、誤学習、不足学習と言いますが、この子たちは学習してきたことが少し違ってしまっているのだと思うのです。基本は、学んでいくことではないかと思います。受け止めてもらいたい気持ちをアクティングアウトすればよくなるとか、嫌がっていることを強制的にさせることが教育だとか学ぶことだと思っていると食い違ってくるだけです。学ぶ過程というのはいろんな過程があって、楽しみながら、自分を出しながら学んでいく方法だっていっぱいあるのだと思うんです。

齊藤　優れた行動療法は極めてプレイフルです。

井上　子どもは子どもの中で育ちます。たとえ大人と上手くいっても、もともと器用な子どもたちではないのですから、即、子どもたちの中でその力が発揮できるということはほとんどありません。

だから、大人が介入しながら、子ども同士の関わりが経験できるように、それも大きな集団もあれば小さな集団もあってというようなところで様々な人との関わりが経験できるように教育するということが大事だと思います。例えば普通学級の中で1人の補助教諭が付くとしても、40人のクラスの中でその先生とその子が孤立していることが意外と多いのです。だから、個別に対応すれば子どもが集団の中で上手くやっていけるようになるというものではないと思います。

齊藤　補助教諭が付く場合、クラスに付いた形をとって、実際にはその子にわりと関心を集中しているというスタンスでなくてはなかなか成功しないですね。

長尾　グループ・ダイナミックスがごちゃごちゃになってしまうのです。医者が診察時に「ではこんなことをしてみたら」と言っても、子どもは聞いてくれないのですが、友達が同じことを言ったらたちまち違うということがあります。グループの中で生きていくときには、意欲を奮い立たせて溶け込もうという ことが強いので、そのグループ・ダイナミックスは無視できないです。

齊藤　最後は大きな集団の中で成功することが一番自尊心を高めることになるのだと思います。ただ、それを経験する核を作ってあげなければいけない。個別指導も含めて、個人精神療法の目的というのは、何もその2人で仲良くやろうというのが目的ではないのです。むしろ集団の中で成功する動機、意欲を育てる核、コンペイ糖の芯を与えるようなものだと思っています。

2次性障害のファクターをチェックする

齊藤　ところで、我々全体の宿題かもしれませんが、いままで話してきたケースはどれも比較的サポーターがそれなりに動いてくれるケースです。一番悲惨なのは、家族の側のサポートが極めて不十分な場合、あるいは虐待の状況等にあるように、むしろサポーターに攻撃されているという状態の子どもたちにおける多動・衝動性の問題が残っているように思います。これは上林先生がおっしゃったように、鑑別診断の対象でさえあると思うのです。そもそもADHDというふうに言ってよいのかどうかも含めて。しかし、病像・状態は似ています。一番典型的なのは反応性愛着障害だと思うのですが、その多くが虐待から供給されていると言われているこの子どもたちは、極めて衝動的で多動です。ところが同時に、非常にハングリーな対人関係のこだわりを持っているところが典型的ADHD像とは違うところです。これは虐待から発して、ADHDを持ってしまった子どもなのか、それともADHDとはまったく別のものかを含めて、答えは十分出ていないような気がします。

長尾　最近の研究では、ADHDに関して遺伝子の関与がかなり濃厚です。特に衝動性の遺伝率が0・91と出ていますから、遺伝的なファクターは否めないと思います。トゥレット症候群を有するADHDでもドーパミン作動性神経(注1)の遺伝子が関与していることがわかっています。しかしそれだけでは何の解決にもならないので、さきほどの話とつながりますが、その子の2次的・3次的な問題をまず解決していって、できるだけピュアな形を臨床の場で作り、残る芯をはっきりさせる。その時にやっとほんとうの診断がつくのではないかと思います。

齊藤　DSMの診断基準などにもう1度大きな転換が生じるのでしょう。DSMの症状論的に作られた地図は、かなりの部分がいい線をいっていたと思うのです。結果的にみるとその原因論にまで一致をみるものも見られてきましたが、それで全部を追えるわけがないのです。そうすると、はっきりとした原因論との関連で、もう1度線を引き直す時期が必ず来ると思います。その時にADHDがどんなふうに残っていくのだろうかという問題がありますね。

小枝　基本的に素因がありますが、素因だけではない。しかしこれまでどんな成育環境下にあったかということも正確には把握できない。マル・トリートメント[注2]に近い成育環境下

（注1）ドパミン作動性＝脳神経の情報伝達はある神経細胞が神経伝達物質を放出し、次の神経に刺激・情報を伝える事により可能となる。そのうちドパミンを放出する神経と、ドパミンを受け取る受容体を持つ神経を、ドパミン作動性神経という。トウレット症候群のADHD患者では、このドパミン作動性神経においてドパミンの過剰産成・放出が生じているとされている。それはこの放出に関与するドパミントランスポーター（DAT1）、ドパミンの受容体（DRD-4）、ドパミン産成に関与するドパミンβハイドロオキシダーゼ（DBH）（のタンパク）を作る遺伝子の活性が相加的に高まっていることによる。

にあったことも十分あり得ますし、そうすると、お薬よりも、目指すところは違ってまいります。併存障害、2次的な困難な例に関して、小児科の立場から希望するのは、家庭環境、成育環境も含めて、どのようなファクターが関与するとそういう困難な例になっていくのかという情報が欲しいのです。ADHDの大きな予防を考えていて、ひとつは就学前に本当にADHDのみの子どもたちに関わって、ADHDそのものの予防ができること。さらにその網を抜けてよくならなかった子どもたちに対しては、どういうファクターがあると併存障害、2次障害をきたしやすいか、本人のファクター、家庭のファクターなどがあがってくると、ハイリスクの子どもたちに対する早めの手立てができるのではないかと2段構えで考えています。

齊藤　非常に重要なところですね。

長尾　児童期の精神医学的リスクファクターは既にわかっていますので、それを全部チェックする必要がある。家庭問題（両親の不和、離婚、病気、死）、児の身体的脆弱性、行動特性、社会経済的要因、親の年齢、地域特性などがありますので、そのへんに目配りをして、病態を整理していくことが、2次的障害、3次的障害の治療につながっていくと思います。

上林　もうひとつ、知的に境界域であったり、学習障害（以下LD）があったりして、通常の学校の生活をしていくのにすごく不利な条件を持っている子が、同じADHDの子の中にいます。LDの認知障害のいろんな面もものすごく大事なファクターのような気がしています。特殊教育や情緒障害の指導の中で、補充する教育、学力を補完するということが重要だと思います。

井上　普通教育の中では、LDのお子さんなどに対して個別指導が必要な場合があります。その対象となる子がたくさんいます。普通学級の中にLDといわれる子以外にも学習が進んでいないお子さんが多いことがわかっているので、もう1度基礎的なところで補充的な内容を考えていただく必要があると思います。全部が特殊教育の範疇ということになると、ますます対応が遅れるという現実もあります。

小枝　LDの解釈に関しては教育界はわりと広めにとる傾向がありますが、その弊害が少し出てきているかもしれません。それに気付いている教育界の人がやっぱりいます。LDの中心になる子どもたちを伝えずに、周辺ばかりを伝えていて、現場の先生は訳がわからなくなっていると。LDのいわゆる中核群は手付かずのままだという教育センターの指導主事がいらっしゃって、私はおおいに同感いたしました。

（注2）maltreatment のことで、直訳すれば「不適切な養育」となるが、虐待とほぼ同じ意味で使われている。

井上　LDの社会性の問題が最終的に残ってしまうことが多く、ただ認知の落ち込みだけにアプローチして、それで将来、何とかなるかといったら、多分無理だと思います。

小枝　平成11年に出た研究者協力者会議の最終報告では、心理関係の意見が色濃く出ているように思います。心理検査から見てLDのタイプを決める発想がどうしても根強くあって、しかし実像を見ていない。学業不振がないのに、心理検査の言語性IQと動作性IQのギャップがあるからLDだという誤解が生じる恐れがあります。また、例えば3年生まではI学年、4年生以降は2学年以上遅れるのをLDと言う。先生に、では4年生のこの子は何年生相当だったら平均なのかと聞くとわからないのです。それに即座に答えられるのが教育の最初にやらなければならないことだと思うんです。

日本の特殊教育の現状

長尾　小枝先生にオランダでの状況をお聞きしたいのですが、日本では、子どもが特殊教育を受けることに親は非常に抵抗があります。メインストリーム志向というか、みんなと同じところにいたいという意識が強い。オランダでは特殊教育を受ける人の数が全対象の3分の1とか4分の1とたいへん多いです。日本で、3分の1とか4分の1が特殊学級へということになったら大変な社会的猛反発を受けると思います。

小枝　いくつかあると思うのですが、細かく学校の種類が分けられていることがあると思います。ミッドストリームの学校と、LD、向こうではディスレキシアの独立した学校があります。それから、軽度精神遅滞の子の学校、中等度精神遅滞の子の学校があります。そして最後に、ナーサリーと呼ぶ重度の子の学校があります。教育の対象は中度以上です。ナーサリーでは教育はしません。

それから、幼児期から準学校的な施設があって4歳になったら入る。要するに普通の小学校まで2年間の期間があって、発達などがチェックされています。学校に上がるときにどの学校が適しているか勧誘がありまして、これは拒否できるのですが、場合によっては裁判になってしまい、子どもが適切な教育を受ける権利を親がはく奪したということで罰金刑がいくということになっています。

それからもうひとつはミッドストリームでは平気で落第があります。私の娘がオランダの学校に行っていたのですが、同級生が、1年生から2年生に上がるとき、32～33人のクラスで4人ぐらい落第しました。所定の教科の単位がステップ1から15まであって、15に至らないと1年やり直しというシステムです。

齊藤　途中で無理だとわかって下の学校へ移っていくことも可能なんですか。

小枝　はい、可能です。逆に、ディスレキシアの学校から1割は、通常の学校に復帰できるそうです。わずかであっても行き来があります。

齊藤　日本ではそれが行きっぱなしになると

いうことが多いですね。

長尾　日本はそれなりに独特の教育システムです。「普通」の学校という言葉に非常に重みがある。

上林　いま小学校でも、かなり個別の目標をもって指導するところが増えています。2年生ぐらいから、教科によって学年でいくつかの進度別のクラスに分けて指導することが始まっています。

小枝　そういう意味では、就学指導委員会に4、5年関わっていますが、ここのところ変わってきたように思います。親の意識も学校の教育のメニューも変わってきた。それに応じた人材の育成をいまやらなければいけないなという感じです。

齊藤　特殊教育分野の先生方の教育の特殊性をもっと評価するといいますが、この分野の先生を育てていく過程をよりシステム化して、もっともっと資格としての質を高めていってほしいですね。

今日はADHDの治療・援助というテーマで討論を行っていただきましたが、このテーマは教育と医療、さらには児童福祉機関が緊密な連携をとって取り組んでいく必要のある領域です。今日は医療的な治療・援助法と教育部門との関係などが主なテーマでしたが、私はこの討論に参加していろいろなことが少し整理できたように感じました。今日はお忙しいところをお集まりいただきありがとうございました。

ＡＤＨＤを支える

——親ができること

上林靖子

1、はじめに

ＡＤＨＤをもつ子どもの治療を計画するに当たって、重要なことは、現在では、ＡＤＨＤは「治癒」ということがないことである。子どもは、ＡＤＨＤをもちながら成長発達していく。親はＡＤＨＤをもつ子どもを養育し、教師は教育する。そこでは、ＡＤＨＤは、治す対象ではなく、うまく扱っていかねばならないひとつの状態である。

障害すなわち能力の欠如に対する治療的なアプローチの目標は、欠けている能力がもたらすマイナスの影響を最小限にすることにある。ＡＤＨＤの基本症状である多動・衝動性・不注意の結果生じる日常の困難にうまく対応することに力点をおくことになる。ＡＤＨＤという本質を変えることはできないが、これをうまく扱い、子どもが好ましい方向に成長していくのを助けることはできる。私たちができることは、ＡＤＨＤを持つ子どもが、ＡＤＨＤという困難を代償してふるまう術を身につけ、かれらの持っている豊かな能力を発揮し、成長するのを援助することである。

つきつめていえば、あらゆる介入は、ひとつの目標を持っている。それは、子どもが「自分には能力がある」という感覚をうち立てることである。１つひとつの具体的な成功が積み重なって、長期的な確信へとつながっていく。子どもが、「私はできる、役に立てる、そして人から尊重されている」という感覚を味わうことができるよう介入の計画を立て、その作戦を実行することが、子どもの「自信」をうち立て、確信を高めるであろう。

2、ADHDをもつ子の養育困難

ADHDをもつ子どもの養育がどれくらい親にとって困難なことであるかはこれまで見過ごされてきた。起床すると、着替えなさい、トイレに行って、顔を洗って、食事して、歯をみがいてなど、いったいどのくらい繰り返しているだろうか。着替えはじめたのを見届けて、しばらくして見てみると、テレビや、ゲームあるいは絵本に夢中になっていたり、ふとんにごろっとしているなどは多くの家庭で繰り広げられる朝の光景であろう。短い決められた時間に朝食の用意をしながら、学校に送り出すまでが、難しい時間のひとつであると多くのお母さんは訴える。

多動で衝動的であることは、特に幼児期には迷子、交通事故や転落などの危険にさらされ、公園やレストランやスーパーなどで周りへの迷惑ごとを生じがちである。これを回避するために、親は常に子どもを監督していなければならない。それでもわずかな隙に、いなくなってしまう、友達とのトラブルが起こりがちである。その結果しつけができていないと非難が親に向けられる。

3、ADHDをもつ子と親に生じる悪循環

ADHDをもつ子どもの養育の中では、しばしば次のような悪循環が生じがちである。親にとってこれらの子は「困った子」となりがちである。手が掛かり、手を尽くしても事態が変わらないというような状況が続くうちに、私には「手に負えない」と感じるようになる。私のやり方が甘いのか、もっと厳しくしなければと考え、しばしば厳しい罰を使ってみる。子どもは、一時的には指示に従い、悪い行動をやめることがある。しかしそれは長続きせず、まもなく繰り返す。次にはもっと厳しい罰が必要となっている。こうして厳しい罰はエスカレートする。これが極限に達すると児童虐待である。親子間には暖かみのある関わりが失われていく。子どもは、ますます親に反抗的となり、かたくなに親の嫌がる行動をとり続け、言い争いが激化する。親にとっては、やっぱりこの子は手に負えない「困った子」という図式ができあがる（図1）。

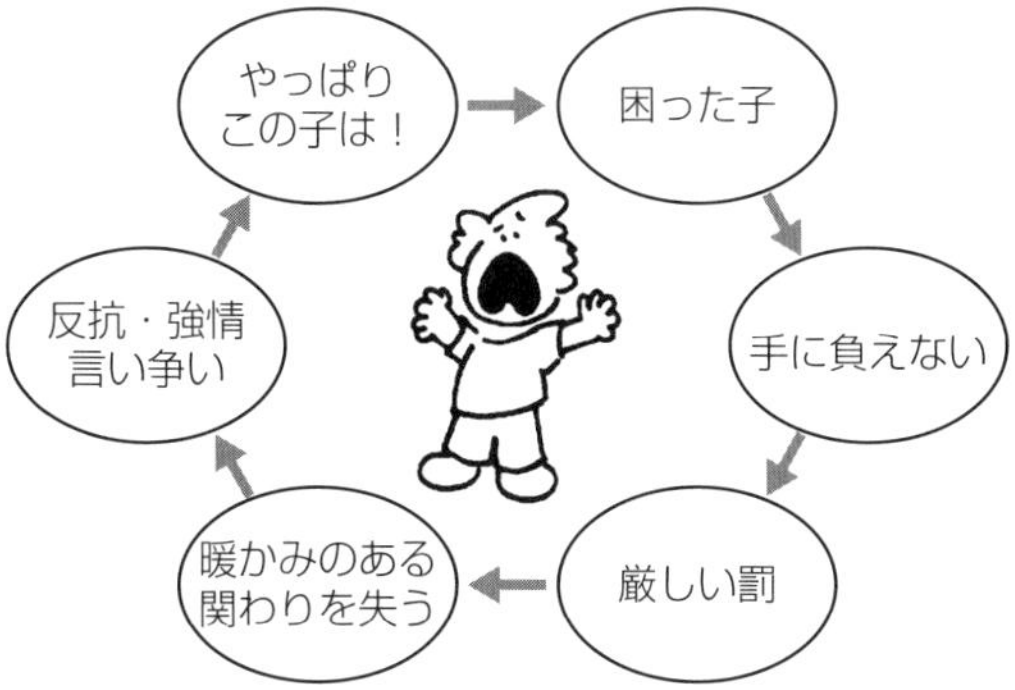

図１　ADHDをもつ子をめぐる悪循環

ＡＤＨＤをもつ子の養育が難しいのは、親の要求がＡＤＨＤの症状と相容れないからである。食事中席を立たない、信号を見てわたる、順番を守るなどどれも、多動で衝動的なＡＤＨＤをもつ子には難しいことである。どうしても子どもをコントロールできないことが、親としての無力感を引き起こす。私の育て方が下手なのではと悩み、自分を責めることにつながる。時には、夫婦の間で、責任をなすりあい、きょうだい間の葛藤が高まり、家庭崩壊の危機に立たされることすらある。ＡＤＨＤの症状は、しばしば親から安らぎの時間を奪ってしまう。多くのお母さんは子どもが眠っているときだけが静かな時間という。

4、子どもとうまくやれる親であるために

前述のとおり、ＡＤＨＤをもつ子の養育は、きわめて困難な仕事である。それは通常の一般の子になされる方法では上手くいかないからである。しかし子どもたちの行動の特性をふまえて、養育のポイントを把握することができれば、ずっとやりやすくなるはずである。そうなると親にとってはＡＤＨＤをもつ子の養育は取り組みがいのある仕事であろう。

ＡＤＨＤをもつ子どもに有効な養育法を学ぶのがペアレント・トレーニングであり、教育における介入と並んでＡＤＨＤの心理社会的治療の骨格をなすものである。この治療は行動変容の理論に基づいている。米国ではＲ・Ａ・バークレーら（マサチューセッツ・メディカルセンター）、フランケルら（ニューロサイキアトリック インスティチュート ＵＣＬＡ）により、四半世紀を越える歴史を持ち体験的に広く有効であることが認められている。

ペアレント・トレーニングの基本的な考えは次のとおりである。ＡＤＨＤは、神経生物学的な背景をもち、行動を抑制する能力の欠陥がもたらしている状態である。子どもは自分の

行動の結果を十分に考えないで行動する。子どもが自分の行動とその結果を意識できるように家族はどのように養育したらよいかを扱うのがペアレント・トレーニングである。

ペアレント・トレーニングは以下の効果をもたらすことができる。第1にADHDは、反抗挑戦性障害や行為障害あるいは不安性障害、抑うつなど行動と情緒の障害を併せ持つようになることが多いが、ペアレント・トレーニングはこのリスクを軽減することにつながる。第2にペアレント・トレーニングの効果は、ADHDをもつ子どもだけでなく、両親、きょうだいなど家族全体の関係を改善する。

私たちは前述の2つのクリニックでのプログラムを基礎に、1998年10月にペアレント・トレーニングを開始した。対象はADHDと診断を受けた5歳から10歳の子どもをもつ親であり、各期とも全プログラムを通じ出席できる5〜7人で固定している。トレーニングセッションは隔週、1回は90分である。表1は、第3期のプログラムで、第1期2期の経験と、この間にUCLAのペアレント・トレーニングを行っている精神保健福祉士（PSW）のW・シンシアの援助をもとに修正を加えた。われわれとしては、ほぼプログラムの骨格が固まったと考えている。

表1　豆の木グループ（第3期）予定表

第1回	第3回豆の木グループの開始に当たって
第2回	子どもの行動を3種類に整理しよう
第3回	肯定的な注目を与えよう
第4回	肯定的な注目：スペシャルタイム して欲しくない行動を減らす（その1） 無視とほめることの組み合わせ
第5回	して欲しくない行動を減らす（その2） 無視のポイント
第6回	子どもの協力を増やす方法（その1） 指示の出し方
第7回	子どもの協力を増やす方法（その2） より良い行動のチャート
第8回	警告と罰の与え方
第9回	学校との連携
第10回	これまでのふりかえり

このプログラムの中心的な部分となる第2回と第3回の中味を簡単にふれたい。まず第2回のセッションは、「子どもの行動を3種類に整理しよう」をテーマとしている。まずはじめに、ペアレント・トレーニングで取り上げるのは行動であることを確認する。行動は、目に見える、あるいは聞こえる、そして数えられるものである。この基本的な規定を例をあげて説明する。たとえば「弟にやさしくする」は、「弟におもちゃをゆずる」「弟を抱き起こす」という具体的な行動として捉える。「着替えができる」というよりは、「自分でくつしたをはく」「パジャマを着る」と表現するという

具合である。

その上で、3種類の行動に整理することに移る。それらは「して欲しい行動」「して欲しくない行動」「許し難い行動」の3つである。して欲しい行動は、子どもが自らやることでもっと増やしたい行動である。して欲しくない行動は子どものやることで、減らしたい行動である。最後の許し難い行動は、他人や自分を傷つけたり、ものを壊す行動で、止めさせなければならない行動である。ここでは、参加者がそれぞれ自分の子どもの行動で、この3種の行動の例を出して検討する。これは行動を捉える練習とその確認になる。

つづいてこのセッションで学ぶもう1点は、行動を増やしたり減らしたりするのに、注目が果たしている役割である。子どもは親の注目を求めており、注目されることで、その行動が増え、強まっていくという事実である。注目には、肯定的な注目と否定的な注目の2種類あり、どちらもその行動を増やし、強める効果を持っている。このあとのセッションでは、して欲しい行動を増やす注目の与え方を学ぶ。

第2回のセッションの宿題は、して欲しい行動のリストを作ることである。次のセッションまでに子どもに観察された「して欲しい行動」をできる限りたくさん書き出すことが課題である。このように毎回その日にとりあげられたテーマに沿って宿題があり、これを実行することもこのトレーニングに参加する条件の1つとなっている。

第3回のテーマは、「肯定的な注目を与えよう」である。まず宿題の「して欲しい行動のリスト」を参加者が報告することから始まる。

つづいて、肯定的な注目を与えることを学習する。肯定的な注目とは、ほめること、励ますこと、その行動に気づいていることを知らせること、感謝すること、興味や関心を示すことなどである。注目のしかたとして以下の点がふれられる。行いをほめること、気づいたらできるだけ早くほめること、目を見て、子どもに近づいて、子どもの目の高さになって、ほほえみをうかべて、うれしさを表す声で、言葉は短く、皮肉を交えず。これらを日常の習慣にできるようになるよう練習することが最大のポイントである。

これにつづいて、宿題で記録した行動を見たとき、どんな注目をしただろうかを振り返る。ロールプレイでそれを再現し、それに代わる肯定的な注目を演じる。それに子どもあるいは親がどう感じるかを討議する。第3回の宿題は、して欲しい行動のリストを続け、その行動にどのように注目したかを記録することである。

このように各セッションは展開する。プログラムを終えて、実施した調査にはこのプログラムについて以下のような感想が、寄せられている。「学んだことを全部実行するのは難しいですが、がんばっていきたい」「このプログラムを終えて、いまは、きっと子どもはよい方向に向かってくれるに違いないと希望がもてるようになりました」と我が子の養育への自信をもったこと。「毎回テーマが決められているので、勉強しやすかった」「子どもとのやりとりを表にすることが状況を客観視する機会になった」「発表することが事実の確認になった」「このプログラムで子どもの行動を理解し、日常に根ざしてとりくめたこと」などである。

また、「同じ悩みを持つ人たちと出会うことができ、話を聞いて、励みになった」親同士の支え合いになっていることも効果の一面であった。実際、第1期の参加者が核になって千葉県にADHDをもつ子の親の会を発足させた。ちなみに私たちのペアレント・トレーニンググは「まめの木グループ」といい、まめまめしい子どもと、どこまでも天に向かって伸びていくたくましさ、それには支えが必要であり、支えとなろうという意味が込められている。親の会は、ジャック（JAC）で、豆の木をどこまでも登っていくジャックとJapan ADHD Clubを重ねている。

5、友達関係を支援する

もう1つADHDをもつ子の親ができることは、仲間関係を持つための手助けである。ADHDをもつ子が友達とうまくやれない要因は、多動・衝動性、あるいは、不注意などのために、第1に仲間と遊ぶ機会そのものが乏しいことがあげられる。その結果、どうふるまったらいいのかを知らない。すなわち、ソーシャル・スキルが身に付いていないことである。第2には、たとえソーシャル・スキルを知っていても、必要なときに使えないということがあげられる。学齢児になると、たいていは親のいないところで遊ぶので、介入することが難しいということも、事態をいっそう難しくしている。

この問題で、親ができる第1のことは、ソーシャル・スキルを教えることである。友達との遊びに入る前に、「入れてという」「ルールを確かめる」など、1～2の仲間とうまくやれるスキルを使うように決めておく。そしてできるだけ、親は遊んでいる様子を見ていて実行したらほめる。時には、友達／きょうだいとの遊び場面をビデオで撮っておくことが役立つ。うまくやれている場面をたくさん見せてほめ、して欲しくない行動は、そうしないで、代わりにどうしたらいいかを具体的に教えるようにする。さらには、友達を招いて遊ぶ機会をつくり、子どもがホスト役で、何をするか、どうもてなすかを親子で相談しておく。もめ事が起きる前に、親はおやつを出したり、ほかの遊び・遊び場に切り替えるなどして調整役をすることができる。

6、周囲の理解を得るために働く

もう1つ大切なのは、子どもを周りの人に理解してもらう役割をとることである。近所の遊び場で、幼稚園や学校で、友達の親たちに、子どもの行動の特徴を知ってもらう。そして混乱が深まる前に適切に援助してもらえるように働きかける。こうして理解を得られる人の輪を広げていくことは親の役割である。また、地域で活動している親の会や、支援団体など、社会的資源を活用することも大切な役割といえるであろう。

7、おわりに：今後の課題

ADHDをもつ子どもに親ができることは、1．ADHDをもつ子とうまくやれる親であること、2．友達関係を支援すること、3．社会的な支援の輪を作ることの3点に要約される。本稿では、これらを臨床的な視点からふれた。ペアレント・トレーニング・プログラムを確立し、これが乳幼児相談、教育相談、精神保健相談などにおいて実行可能なものとして普及することが望まれる。親が友達関係を支援する、学校や地域の資源を活用することは、1人親だけでは解決できない問題を含んでいる。仲間・地域・行政など周囲への働きかけは臨床家が共同して担うべき役割であろう。

学校教育ができること

井上とも子

教育の場でもＡＤＨＤの理解が拡がり、「我が子はＡＤＨＤではないか」「どのように対応したらよいのか」と教育相談を申し込む保護者が増えている昨今、ＡＤＨＤ児に対して医療機関で薬を処方されることが増え、学校にも積極的な対応が求められるようになった。このＡＤＨＤといわれる子ども達に学校ができること、学校の役割は、大きくは２つあると考える。ひとつは医療との連携であり、もうひとつは、２次的障害を防ぐよう配慮し、自信を持って自立できるよう教育に当たることである。

1、学校の中のＡＤＨＤ

学校では、少々の「落ち着きのなさ」「待てないこと」「忘れ物が多く、整理整頓が上手でない」くらいでは、まだ、特別な教育的配慮の対象になりにくい。友達とのトラブルが頻繁に起こり授業が進まなくなるなど、子ども達の行動が周囲に大きく影響しだしたときに「なんとかしなくては」となることが多い。問題が個人レベルで留まっているとき、学級担任は、問題行動が深まる悪循環（図１）に差し掛かっていることに気がつきにくい。その都度、注意したり、叱ってみたり、止めてみたり、ごく普通に制止することを繰り返していく。しかし、学級担任の指摘が度重なる中で、ＡＤＨＤ児の不安感や失敗感がふくらみ、周囲には「わがまま」「自分勝手」という印象が拡がり、学級の中がぎくしゃくしだす。そして、場に不適切な行動が増えていくのである。ＡＤＨＤ＝「問題行動」と思われがちであるが、この「問題行動」は、ＡＤＨＤ児の行動特性と周囲の人たちの対応が相まった悪循環の中で増幅していく、まさに2次障害と言える。

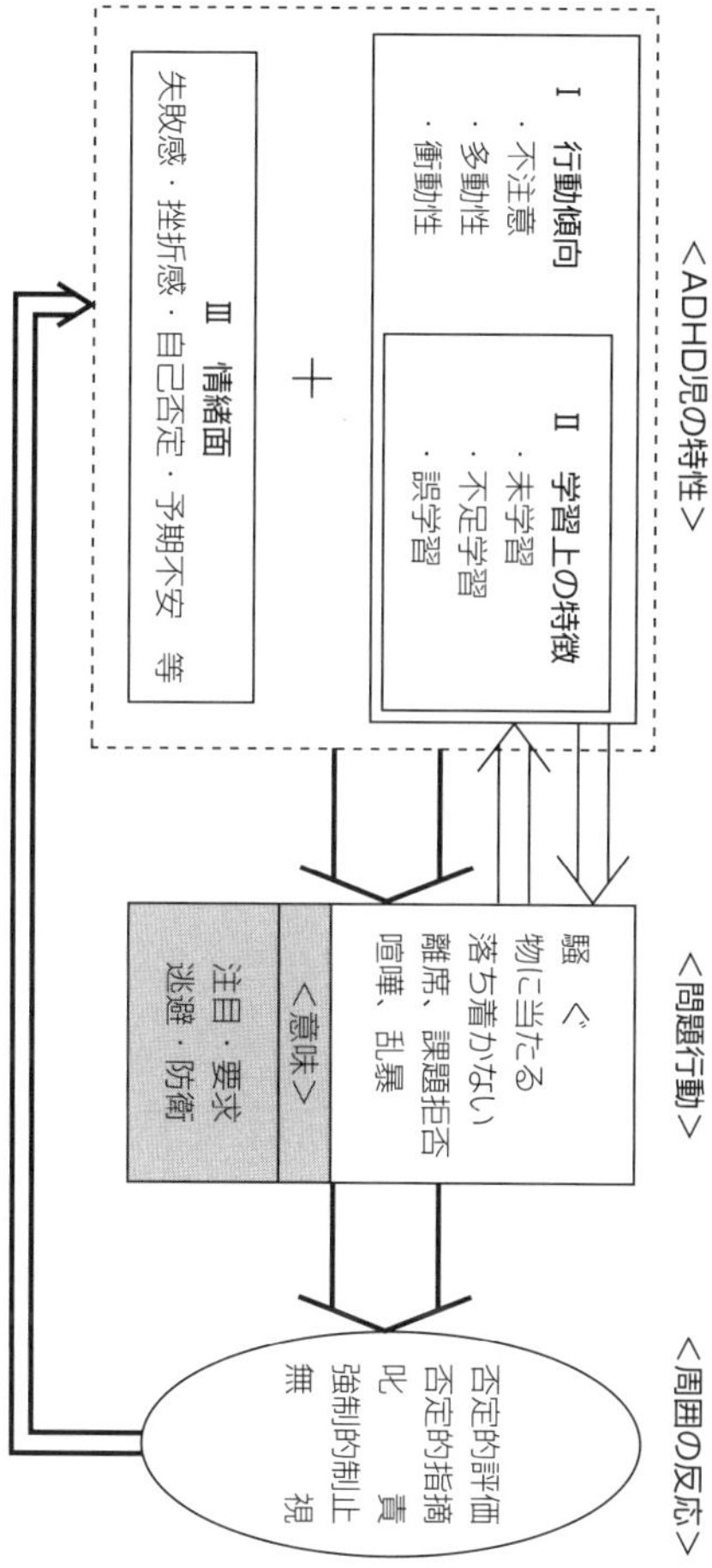

図1　ADHD児の問題行動が強まっていく循環

2、2次障害を強める悪循環

この悪循環は幼児期から始まっており、その症状のために、身につけるべきことを十分身につけられず（不足学習）に過ごしてくる。時には、処理の仕方など間違った方法を身につけていたり（誤学習）、適切な言動を学ばずに通り過ぎてきてしまったり（未学習）することも起こると考えられる。このような状態で、身の処し方や感情など全般的に上手に調整することが難しいADHD児は周囲とうまく折り合いがつけられず、徐々に問題となる行動が目立つようになっていくのである。小さい頃は、体も小さいため目立たず、何とか大人が制止できる範囲で許され、見過ごされることも多いかもしれない。しかし、遊び中心の生活から集団学習中心の学校に入ると規制の幅が幼児期より遥かに拡がり、ADHD児が苦手とする「落ち着いた行動」を非常に多く求められるようになる。加えて、ADHD児は全般的な知的発達は年齢相応でも、学習上の困難さを持ち合わせる場合が少なくない。生活面で注意されることが多い上に、多くの時間を占める学習場面で「むずかしい」「できない」と感じることが多ければ、ますますその情緒は不安定になり、周囲を驚かせるような行動を起こすことになる。大人は危険な行動を止めることに終始し、叱責や強制的制止など否定的な対応を取り、その強さは増していく。そして、ＡＤＨＤ児は周囲から顰蹙を買ううちに、自分への評価が悪いことを十分感じ取ってどんどん自尊心を失っていき、さらに問題の行動は激しくなっていくのである（図１）。このような悪循環に陥り、失敗体験を重ねた子ども達の多くは、「どうせ僕なんか」とすぐに言う。「どうせ」周囲の期待に答えられない自分を認めざるを得ず、不安感をつのらせていくのである。

この悪循環の中では、ＡＤＨＤ児の心のありようと行動が深刻な状態になるばかりで、当然、集団生活に必要とされる年齢にふさわしい社会性を培っていくことは難しく、そのまま「未熟さ」を持ち続けていくことになる。

3、行動の意味と手だて

自尊心を失いかけている子ども自身がこの悪循環に気づき、この輪を断ち切ることはできない。まず、学級担任が循環を断ち切る一歩を踏み出すことが重要である。対応方法の基本は、①日常的にポジティブに接し、子どもの行動にことばや態度で快いフィードバックをすること、②平然とさりげなく、子どもの求めに応じること、③先の見通しを持たせること（このとき、どこまで子どもの要求に応じられるか限度を示すことが必要）、④善し悪しの基準は明確に、一貫性を持って毅然と伝えること、⑤機敏な反応と待つ姿勢で臨むこと、である。このとき、学級担任も悪循環の中の当事者であるため、適切な対応がとれないことが多い。学級担任は1人で悩まず、周囲の人に助けを求めることも必要である。しかし、あくまで、適切な対応を進めるのは学級担任である。なぜなら、このときの学級担任の言動が、ADHD児や周囲の子どもが適切な行動を学ぶための大切なお手本になり、支えになっていくからである。

ここで重要なことは、問題行動をなくすことではなく、適切な行動を子ども達に身につけさせるねらいを明確に持つことである。すなわち、失敗や間違い、誤った行動をしたときにご褒美を取り上げるなど罰するのではなく、日頃からどんな小さなことでも子どもの適切な行動を見つけて、それを認めていくことが重要である。「どうせ」という2次障害を起こしている子どもに罰を与えると、信頼関係を築くことができない。「〜してはだめ」ではなく、「〜した方が良い」「〜しよう」「〜したら〜できる」というポジティブな表現指導をしていくことが、時間がかかっても着実に改善の方向に向かわせることを筆者は経験している。

ADHD児1人ひとり、その問題行動の強さも現れ方も違う。この異なる1人ひとりへの対応を考えるときの視点は、その問題行動には意味があるということである（表1）。行動の意味を理解し、それに見合った対応を考える場合、学級担任1人ではなかなか見極められないこともあると思われる。この場合、周囲の協力者と協力し合って、1度、冷静に客観的に子どもの行動を「いつ、どこで、どのようなきっかけで、どんな行動がどれくらいの強さで」起こっているのか、「どんなときに」適切な行動が行われているのか、事実を拾い出してみる。すると、行動の意味がほぼ、「注目要求」「物や事態への要求」「逃避・回避」「防衛」のどれかに当てはまる。要求には充足が必要であるし、逃避や回避の原因となっている学習上のつまずきには、丁寧に教えるなど特別な補充や支援が必要である。防衛に至っては無理矢理持っている物を取り上げようとするより、持っていなくても安心してその場に居られるように子どもの「味方」になってあげること、側に寄り添う心構えを持つことが必要である

表1　ADHD児における問題行動の機能や意味

問題行動の機能	例
注目要求 （注目や関わりを得ている。）	教師や友達の注目や関わりが得にくく，自分に気づいて欲しかったり，話したいことがあるときに，奇声を発したり，物を投げてみることで，手っ取り早く注目や関わり（たとえ，注意や叱責であっても）を得ている。
物や事物の要求 （事物や活動を得ている。）	学級でゲームをする時に，自分が１番になれるゲームがしたくて，教師や他児が提案したゲームに反対したり，理屈をこねたり（この間したばかりだ，簡単すぎて面白くない等）文句を言って，結局自分の意を通してしまう。
逃避 （嫌なことから逃れられている。）	１人で課題や役割をこなせない（うまく字が書けない，係りをうまくできない等）時に，文句を言ったりごねることで，結局，先生や友達の助けを得て，１人で課題や役割を全部やらずにすむ。
防衛 （不安から自分を守ろうとする。）	自信がなく，不安で仕方のない状態の時に，何か特定のもの（棒切れ，ミニカー等）を持っていたり，お気に入りの帽子や手袋などを身に着けていると安心したり，気分が落ち着く。

と考える。この子ども達に無理矢理や強要は向かない。まずは、教師が子ども達に行って欲しいと思う穏やかな行動をしてみせること、優しい態度の見本を見せることから始めることが大切と考える。

成功体験ばかりでよいのか。失敗経験の多かったこの子ども達には、まず、成功体験を積ませることが先決である。自尊心を回復する過程で困難を乗り越える気力が湧いてくると考える。人の進言や助言を受け止められるようになったところから、少しずつ軽い問題に向き合わせ、乗り越えさせるような指導を加えていくのである。全てにおいて徐々に、徐々に、スモールステップで行っていくことが重要である。

学校において、ＡＤＨＤ児の行動を改善することは当面の課題である。しかし、「迷惑をかけない」子どもになることが、教育の目標ではない。１人ひとりの子どもが「社会に巣立つ力」「生きる力」を培うための学校教育であり、ＡＤＨＤ児の行動改善の目標も同様である。そのため、特にＡＤＨＤ児に身につけて欲しい社会性としては、選択、決定、修正、責任を自らの判断で行い、果たせることである。日々の学習において学習上の困難に対する補償も大切ではあるが、それ以上に子どもそれぞれの優れた能力の進展を図ることが望まれる。苦手なことには補う方法があることを知り、得意なことを心のよりどころにして積極的に社会に出ていけるよう、気持ちの切り替えもまたひとつの調整力、社会性として望まれる。そして、自分なりに情緒の安定の保ち方を身につけ、余裕を持って他者と共感しながら生活することができるような支援を考えていきたい。学校生活で自尊心や自己有能感を実感するには、子ども1人では難しい。また、ＡＤＨＤ児達にとってこれらのことを「自然に」身につけることも難しい。子ども達が長い時間を過ごす学校で、家庭との共通の理解や対応のもとに「社会性と共感」を培っていくよう努力していくべきであり、学校はそれができる場であると考える。

4、ＡＤＨＤ児に対する教育の場

ＡＤＨＤ児の状態によって、一概に通常の学級でそのまま、教育を受けることが望ましいとは言えない。自尊心や自己有能感を失い、評価を受けることに耐えられなくなっているような場合には、刺激の少ない落ち着ける場所で、まずは、個別的に対応されながらゆっくり自分を取り戻すことから始めることも必要である。また、通級による指導のように、ある一定時間だけ通常の学級から離れて、情緒の安定と共に社会性を養うなど個々のニーズに応じた焦点化されたねらいのもとに指導を受けることも効果がある。しかし、これらは一時的な対応であり、仲間のいる通常の学級で安心して過ごせるようになることが肝心である。行動を自分で調節しようとし集団内で学習したいという兆しが見えれば、周囲の配慮のもとに大勢の仲間と共に学習をすることが最も重要なことである。特別に対応されて気持ちに余裕が持てるようになっても、自尊心は、自分が対等につき合える仲間の中でしか取り戻すことはできないだろう。

5、医療との連携

ＡＤＨＤ児の中には、驚くほど薬の効果を示す場合が少なくない。このとき、子どもがあまりにも集団にとけ込んでいるために、「もう安心」と思いやすい。しかし、薬を飲んで落ち着いているときにこそ、成功体験を積むことができる良い機会として配慮し、ポジティブな対応や的確な行動への確認や承認を進めるべきである。このときこそ、適応行動の形成を十分に図ることが大切である。

ここで重要なことは、医療との連携である。実際、ＡＤＨＤと診断され、薬を処方される子どもが増えている。子ども達は、落ち着いて学習することができるように朝、登校前に薬を飲んでくることが多く、「学校が休みの日には飲ませない」と言う保護者が多い。そのため、薬の効果を目の当たりにするのは学級担任であることが多く、学校での行動の様子を主治医に報告することが大切な連携となる。この場合、保護者を通じて報告することが原則であり、飲んでいる場合も飲んでいない場合も「場面や時刻」と共に「子どもの行動の事実」を客観的に伝えることが重要である。この報告が、学校ができる大切な医療との連携であり、役割のひとつと考える。

連携とは双方向のものである。学校は、医学的側面からの子ども個々の諸注意を「学校で気を付けること」として受け止めていくことも重要である。学級担任と直接、主治医とが話をした方が適切に内容が伝わると考えたときには保護者にその旨を伝え、了解が得られたら情報の交換をするよう心したい。連携が進めば進むほど保護者や医療との信頼関係を大切にしていく必要があり、そのためにも個人情報の守秘義務を今以上に、教職員の間で拡げていくことは重要なことと考える。

地域ネットワークの意義

長尾圭造

1、はじめに

ここでは子どもの地域生活の視点からADHDを見る。ADHDはその多動性、落ち着きのなさ、衝動性、注意持続のできなさのため行動や仕草・動作が集団社会生活の中で目立つ。このため個人生活では2次的に自己評価が低くなったり、自身の行動について悩んだりするのみならず、集団生活上、社会生活上、困難が多く、周囲が辟易としたり、本人や家族が批難を浴びたり、あるいは集団内での他の出来事のスケープゴートにされたりすることがある。例えば学級崩壊の原因としてこの子がいるから陥ったとか、ボーイスカウトで集団規律が守れないと注意されたのはお前のせいだとか、いじめ・いじめられ事件はお前が最初に何々をしたからだとか。つまりＡＤＨＤは個人の問題だけでなく、家庭、学校、および地域に関係した問題であるといえる。

この観点つまり地域としての問題認識は、我々のように地域で子どもにとって大きな出来事（学校給食による病原性大腸菌Ｏ－１５７の集団下痢症）を経験した堺市において、より認識されやすい考え方である。それだけにＡＤＨＤだけに焦点を絞った活動ではなく、ＡＤＨＤを含む種々の子どもに関係した問題についての地域メンタルヘルスという視点からの活動である。

その基本活動は地域で立場の異なる人が、ひとつの事について集まり、考える機会を持つこと、それ自体である。そこで発揮される議論や活動内容が機能のレベルの高さとなる。

2、我々の地域取組みの方法論

(1) 地域概念とその意識化

個人にとって「地域とは何か」は、その地域で災害があると気づかれやすい。地域とは生活する人々の帰属すべき原点であり、また地域とは自らを構成する内面の一部でもある。このように地域を捉えることから個人と地域の接点や関係が生まれる。例えば地震で揺れを体験せず、自宅の被害が少なかった子どもにも精神的ショックや心的外傷後ストレス障害(PTSD)が生じた。「その地域での生活」が崩壊したことは、すなわち個人の愛着対象の一部が崩壊・喪失したと考えられるからである。私達は無意識のうちに地域自体を何らかの形で取り入れ、同一化している。

このように個人における地域概念に気づき、地域意識を高めていくためには、その意識化を計ることである。例えば、外国に行くと日本という国がよく見え、にわか日本評論家や自分が日本人であることを強く意識するようになりやすい。我々の内にある無意識の地域愛着心を意識化するための機会を地域で作り出すことが必要である。前に述べた愛着対象を意識化するという意味では自己啓発作業の１つでもある。

（2）　地域特性の配慮

自分の住んでいる地域特性を知ることは重要である。どのような問題が地域で生じても、住宅地、商業地、工業地、中心地（官公庁他）に分けると、地域特性による温度差は必ず出る。例えばO－157の時にも地域格差があり、発病児数とその後の給食辞退児数、すなわち辞退率が地域により数倍異なった。

一般には新たに開発された住宅地域では、政治・国家経済問題が話題になることは乏しいし、観光問題もないし、汚染問題もない。地域経済が問題となることも少ない（大型店舗ができて、地元商店街が寂れた話題くらいで、多くの人には直接生活を脅かす話題とはならない）。そうするとその地域より更に小さい地区内の出来事が共通の地域問題となる。距離的に近い地域・地区の情報を知ることは家庭の問題としても関心が高いし、地域への帰属意識も高くなる。

ＡＤＨＤについて考えると、この地域はＡＤＨＤの子にとって過ごしやすい所かどうか（例えば進学に熱心な家庭が多い静かな文教地区か、壁に落書きひとつ許されない保護地区か、人権運動に盛んな地域か、鮮魚や新鮮野菜を客の表情や動作に注意を走らせタイミングで売る雰囲気の所か、肉体作業生活が主でじっとするより過活動が好まれるか、運動やスポーツなどの活動性が高く評価されやすい地域か）は大きな要因となる。地域特性によりその子の評価も対応も異なる。

（3）地域生活の人間関係

成人の地域生活者同士の繋がりにどのような特徴があるか。経済的連帯感が強いか、共同作業をするような相互依存的関係がある所か、勤務先の主従関係が持ち込まれているか、社会経済階層（ＳＥＳ）（注1）のランダムなベッドタウンかなどを配慮する必要がある。

子どもにとっては、地域は学校・家庭に次ぐ第3の生活空間である。子どもの過ごし場所であり、遊び相手の選択が要る。地域生活はそれにも影響を与える。例えば、ＡＤＨＤ児は本人と行動特性の近い子どもとは比較的うまくいくが、しばしば仲間に人気がなかったり、そのため自分で自分の行動特性について悩むのみならず、親からは地域の大人社会の関係が反映してしかられることもあり、仲間が作り難い。地域での問題としては、落書き、物を壊す、投げる、乱雑に扱う等、いろいろな面でいたずらっ子の評判が立ち、信用・信頼が低下しやすい。ADHD児にとって地域生活も容易ならざるものがある。

3、我々の地域取組み活動の技術論

(1) 取組みグループの特性

そのグループが何を目的にしているかをはっきりさせておく必要がある。我々は団体の特性としては、1.NGOである(行政組織の拘束を受けない)こと、2.NPOである(特定政党色など出さない)こと、3.守秘義務が遂行されること、4.組織の目標をディスクロジャーすることとした。これが信頼を得やすい。いわゆる公的機関のネットワークとは性格が全く異なる。むしろ時には行政組織に対峙する関係が望ましい。

（2）取組みグループの目的・定義・目標の設定

a．目的・役割

子どもの安全と安心がキーワードで、会の名称は「子どもと発達懇話会」としている。第一義の役割は、参加者の立場を超えて議論のできる関係、自由闊達な話のできる関係を作ることとすべきである。いわば本音の「交流・会議」である。すなわち圧力団体を目指すのでもない。既成の組織や施策に対立するためのものでもない、他者の意見を拘束したり反論したりするためでもない。

b．構成員をお互いによく知ること

例えば自己紹介により、どのような人物が関わるかの関心に注意を払う。そこでは子ども

（注1）精神障害と社会経済階層との関係は、長い研究の歴史がある。この為、どのような精神障害も、その社会経済的背景が検討・考察されている。社会経済階層の調査は、家庭の主たる収入源となっている人の職業を5―6段階に分け、その段階の構成比率などで示される。ニュータウンなどでは、小学校学区内に、収入階層の異なる住宅地域（個建て住宅、集合住宅、公的住宅、旧住宅地域、商店街など）を、混ぜ合わせて偏りを避けているのが常である。

に対する情熱・理解・専門性、問題解決へのバランス感覚・積極性・協調性などを話し合う機会を多く設ける。何をテーマに選ぶかより、この方が重要である。

c．それぞれの立場を主張すること

何が問題であるかは、それぞれの立場から主張しないと解らない。しかし前述のａ、ｂが前提である。

d．相手の立場を傾聴すること

意見や立場の対立は避けられないが、だからこそ交流・会議という場を設定し、そこでのみ言い尽くす。感情的なしこりを残さないことは難しいが、約束事とする。その意味でその時の司会（コーディネーター）の役割はいろいろとフォローしなければならず、大切である。

e．結論や具体的行動決定を急がないこと

議論そのものが有意義と思うこと。全員が納得しないと進めない・進まないことが望ましい。そして議論を続け考えていると必ず、これまでより「より良い解決方法が見つかる」と信じ、会を運営することである。

結論として、このような活動や約束事は価値あるものと認めることが、最大の共通認識となる。

(3) グループの構成

1．学校関係者、2．地域住民（保護者）や地域の関係者、3．子ども関係の専門家などを中心に構成する。立場が対立ないし対峙する人は同数で構成する。緩衝地帯の役割の人も同数がよい。この考えに従って3者は3分の1ずつで構成した。なお、この会は大人が子どものために成し得ることを考える組織であるから子どもは外す。ただし子どもの声をどう反映するかは問題により異なる配慮をする。ＡＤＨＤの子の意見も聞く必要があるが、実際はそこまでは踏み込んだ活動はできていない。子どもの専門家が代弁役をしている。

(4) 付加機能

意思決定機関とのパイプを持つようにすること（意思決定機関、例えば教育委員会の人が参加してもよい）。

（5） 地域意識の形成

テーマは身近なものとし、自分の子どもの通学・遊び・交友のテリトリーから始める。地域情報を知ることで、地域への帰属意識がより高くなる。

（6） 専門家の役割

1.対立時の調整、2.専門的知識・情報の提供、3.子どもの味方の役割、4.特に風聞・伝承の類の情報に惑わされないこと、5.素人判断をさせない・しないこと、のために専門家の存在が必要である。

4、これまでの成果

活動を1999年4月に開始し、5年目となるが、これまでの成果を以下に示す。

(1) 子ども観の議論

その会議で個々人の子ども観をすり合わせることにより、子ども観を明確にした。例えば、教育における子ども観からADHDを理解しようとすると無理が生じる。然るに、①本来躾は必要であり、躾ることにより行動コントロールが可能であると考えると、ADHD児は躾方が悪いという結論になる。②性善説で見ると本来何々できる・こうあるべき論から話が進み、うまくいかない理由を友達、学校、家族等の環境に求めてしまう。③元来この子は期待通りできない子だとすると、あきらめ・排除・場違い参加の扱いになる。つまり先入観や人間論で子どもの行動を見ないことに習熟することがとても大切であった。ADHDは個人の神経細胞間の働き（メカニズム）が、個人の思い通りに機能しないだけである。それをイメージする訓練でもある。

(2) 保護者の役割と立場の検討

a. 地域の情報収集

①近所の噂話や井戸端会議での風評・伝聞・事実の報告と検討（専門家はあり得る事実か

否かなどを解釈してフィードバック、フィードフォワードする)、②地域においてPTAや学校に対して働きかけ得ることを考える、③地域での行動監視や様子の変化のチェック、④地元の市会議員や教育委員会から情報を貰うなど。

b. 保護者の態度

私達の会では素人の一生懸命関わる意欲と熱意の高さ、新鮮な見方ができる素人判断の良さがある。従来の価値観と関係なく子どもを多側面から見ることができる。さらに役割に柔軟性があるという強みがある。しかし同時に専門的知識等の欠如(知らない、知らされていない)は自分の主観的「思い」を子どもに投影するだけのことになるので、偏った先入観を取り除くことから始めなければならない。講師を呼んで勉強会をするなど、基礎知識の獲得は重視した。また一般的に出来事や相手との距離感に乏しく、アンビバレンツな感情を持ち地域に同一化しやすいとされている。つまり不確かな情報により行動や意思決定が左右されないこと、的外れ批難や問題点を他者へ投影しないことを身につけたということになろうか。さらに親の役割と親の集まる意味は、①子どもの直接の責任者としての意識化、②近隣でなされる井戸端会議の有効性と難点をはっきりさせたことである。

（3）対処方法とその結果について

地域で考えることのメリットは、①自己主張や事大主義は他者にとって受け入れ難く、賛同を得られない。出来事の客観的な事実確認をすることがコンセンサスを得るために有効である、②異分野交流ができる。専門家同士もそれぞれの役割分担がよくわかる。つまり参加者にとってアイデンティティが確立されやすい、③学校だけの問題（先生が悪い、教育委員会は人を付けろなど）としなくなる、子ども個人に関することだけでなく、専門的知識、問題解決法についての情報が豊富になる、④教育委員会への要望、行政組織の理解などが容易になる、⑤地域生活者からのこまかい、本来の問題以外の情報量がとても豊富になり、一方的な感情論が低下する。また専門家からの情報は不安の解消につながる。その結果より適切な対応につながる、⑥科学的根拠に基づく医療（ＥＢＭ）(注2)の考えに立てる（素人考えや工夫だけに頼ることから逃れられる）。例えばＯ－１５７の時、子どもに給食を勧めるべきかどうかについて子どもの意識調査が役立ったが、学校での取組みについてもＥＢＭの考えを取り入れることがよい、⑦地域の問題点を共有しやすい。地域で取組むべきことを考えるようになる、などが挙げられる。

一方、運営上の副作用ないしその防止の注意すべき点として、①個人が特定し得る情報を得る機会もあるため、また人から人への形で情報が伝わりやすいので、プライバシー保護（守秘義務）に特段の注意が要る、②ＡＤＨＤに基づく行動や行為を履歴と考えないようにする（子どもや家族は将来も住み続けるので、後にネガティブな評価を残さない工夫がいる）、③間接的に得られた情報を基にすることが多く、不確かさや曖昧さが常にある、④会議にはその時のムードや流れがあり、その勢いに任されないこと、などが挙げられる。

（4） 取組んだテーマ

原則的に1会合に2テーマを取り上げた。ＡＤＨＤに関してのテーマと回数は次の通りである。ＡＤＨＤの基礎（2回）、ＡＤＨＤの症例（2回）、保護者から見た最近の地域情勢（2回）、学級崩壊のクラス（2回）、学級崩壊の事例とそのメカニズム（10回）、自尊感情・自己評価について（3回）、自尊感情・自己評価を高める授業の実際（3回）、子どものトラウマ（2回）など。

このような基礎活動ができてようやくＡＤＨＤに対しての冷静で客観的な地域対応が開始

し得ると思われた。

(5)　今後の方向性

他機関との連携が必要である。特に文部科学省も開かれた学校を目指している時期でもある。学校側がこのような活動をどう受け入れるかであろう。プライバシーの問題、責任性の問題等、整えておかなければならない問題がいくつかある。教育委員会との意思疎通を図り、具体的な協力点を見出したい。

(注2)　治療法・対応法には、思い付きや、希望や親切心や非系統的な経験論に基づき取り組まれる事がある。EBMとは、それとは異なり、これまでの研究で『ある対象に対してあるアプローチの有効性が科学的に証明されている治療法』と医師の臨床経験とに基づいて患者の価値観を満たす治療・対応をすること。

5、考　察

なぜ地域ネットワークを考えなければならないのだろうか。J・S・コーチンは精神保健介入のモデルとして5段階があるとする。

臨床モデルとしては、1.臨床医学モデル（疾患管理）、2.臨床対処モデル（チーム医療の発想）、コミュニティモデル（住民の全てを対象とした早期からの対応であり、ケア提供と予防を含む）としては、3.共同体への個人的関わり（困っている個人が対象となる。環境・周囲への関わりを介した危機介入で学校としての対応や相談することや非専門家の活動を含む臨床的極）、4.共同体との関わり（危機に晒されている住民が対象となる。疾病を生じる社会的条件の改善。公的機関や専門家や地域組織が関わりこれらが活動する。地域・組織の場で1、2、3次「予防」や「社会的ストレスの減少」が目的となる精神保健の極）、社会活動モデルとしては、5.社会・政治活動モデル（全ての人が対象となる。社会制度の変化が必要。政策決定者・専門家が関与する。社会における緊張の反映）がある。この中で地域ネットワークは4を中心とした領域である。

次に、ではなぜ地域メンタルヘルスという取組みが必要で、かつ有効性があるのかをエコロジーの立場と社会精神医学の立場から考察したい。コーチン[2]によればエコロジーの立場では行動は人とその環境の相互作用によって決定される（例えば水族館モデルという魚と植物＝酸素と炭酸ガスのバランスがある）、また社会生態学では物理的および社会的環境が人間に及ぼすインパクトについての多元的学問を研究し、人間の最適環境の評価（アセスメント）とその開発に関わることとしている。その結果、生態学的接近法の教えるところでは、1．地域社会での社会的または組織的諸体系の相互関係においては、いかなる操作による変化も他の全てにおける操作に影響を与える、2．個人とその社会環境との関係（生態心理学）においては、より小さい社会集団の時は大きい時より地位分化が少ない、また不順応行動の出現が少ない、単位当たりの仕事の成果が高い等とされている。これらはADHDの学校や地域における対応に適用することができる。

一方、アメリカ社会精神医学（以後SP）の基礎を作ったL・J・カールトン[1]はSPの役割はその社会の「文化」や人々の「生活システム」により規定されるとしている。つまり、そのシステムの構造や生活の状況・脈絡や力動的な組織化やそこで生活する個人によりＳＰの役割や性質が決まる。ある組織化をするには、その価値、目的、目標を決め、かつ操作運用手順や会の性格などを決めるための詳細な規則や条例が必要である。ＳＰの役割は、個人、グループ、組織によって実行される「力動的な活動」について述べることにあるとしている。つまり個人と地域の関係をこのように見ることで、「より良い解決の糸口」が見つかることを期待している。これらの分野の発展は地域メンタルヘルス活動にとっての礎石となる。

6、まとめ

公的機関のネットワークではない、それに対峙するボランティア活動である地域ネットワークについて述べた。一般論としては、１.どの問題でも地域の観点から取組む、２.どんな問題にも対応や工夫の方法はある、３.問題の原因を個人や家庭の問題に矮小化しない、４.地域が取組んでくれるという波及効果が期待できる。

個別の問題に対する取組みとしては、１．ＡＤＨＤも地域で取組むべき問題であり、２．ＡＤＨＤ児への対応方法としてはこうすれば良いなどの具体的提案をする、３．ＡＤＨＤのいるクラスが学級崩壊に陥っても、その原因はたとえその子をきっかけとして生じてもＡＤＨＤ児個人の問題ではない。そこには先生－生徒、生徒同士、家族と学校の関係なども日常の力動が反映されている、４．やれることはなんでも考えて一緒にやりましょう、という姿勢を共通認識として関係者が共有することであろう。

活動は地味で、かつ長い努力が要る。目に見える形での成果が現れることは稀である。しかしこういった活動の魅力は、むしろその点にある。

ＡＤＨＤの薬物療法の現状

山田佐登留

はじめに

ＡＤＨＤは多動、集中困難、衝動性を有する精神疾患で、その症状は小児期から明らかとなるとされる。原因には何らかの中枢の器質的障害が想定されており、前頭葉の注意集中をつかさどる部分の成熟の遅れや、神経伝達物質や中枢の神経回路の障害または成熟の遅れにより注意集中を持続することが不得手な結果、落ち着きなく、ちょっとしたことでかっとなりやすい症状が出現すると考えられている。しかしはっきりした原因は特定されておらず、またすべての症例に均一な原因があるのではなく様々な原因が考えられていることから、現在では多動、集中困難、衝動性の3つの症状が7歳以前に複数の場面で出現しており、これらの症状が広汎性発達障害や統合失調症、気分障害などによるものでない場合、診断される。

その治療は本人へのアドバイス、家族、学校などへのアドバイス、行動療法的アプローチなどとともに薬物療法が重要な位置を占める。薬物療法はメチルフェニデートを代表とする注意集中力の改善、ひいては多動や衝動性の改善を目的としたものと、ハロペリドールやカルバマゼピンを代表とする衝動性や多動などの症状の改善を主たる目的としたものがあげられる。本稿ではまずADHDに用いられている各種薬剤の紹介、続いて注意集中力検査を用いたメチルフェニデートの有効例の判定について、最後に症例をあげて実際の薬物療法について述べる。

1、ＡＤＨＤに用いられる薬物

（1）中枢刺激薬メチルフェニデートを中心に

現在ＡＤＨＤの治療に最も一般的に用いられているのがメチルフェニデートである。中枢刺激薬の作用機序としてプレシナプスに存在するドーパミンやノルエピネフリンのトランスポーターに結合することにより脳内のドーパミンやノルエピネフリン(注1)の濃度を上昇させることにより、年齢の割に低下している前頭部の脳機能を活性化することにより注意集中力が改善されると推定されている(1、7、13)。有効例はＡＤＨＤの70～80％と報告されており、注意集中力のみならず、多動や衝動性を含む他の症状へも効果があるという報告が多い(5)。メチルフェニデ

(注1)　ともに生体内アミンの一種でカテコールアミンという物質。脳内で神経伝達物質として働らいている。ドーパミンは学習や行動などに関与しノルエピネフリンは覚醒や情動・ストレス反応などに関与している。

ートは米国および欧州の多くの国でＡＤＨＤに投与が認められている。しかしわが国では厚生労働省がメチルフェニデートを保険適応としている疾患はナルコレプシー（反復する日中の睡眠発作を呈する疾患）と軽症うつ病のみであり、６歳未満は原則禁忌となっている。メチルフェニデートは臨床的には効果が明らかな薬物であるが、現時点では学齢期以降のＡＤＨＤの子どもおよび家族への充分な説明と同意のもとに、主治医の責任で投与しているのが実際である。

メチルフェニデートは弱い覚醒作用を有する薬物で、効果の持続が3～5時間と短く、服用後に発現する副作用のうち頻度の高いものは食欲不振と不眠が見られることから、朝食後（登校前）１回または朝、昼食後２回の投与が一般的である。１回の投与量は体重あたり０・３～０・５ミリグラム／キログラムである。実際には年齢、体重に応じ朝１回５ミリグラムまたは10ミリグラムから開始し、１日量20ミリグラムまで増量し、効果が認められない場合は無効と考える。不眠、食欲不振等が数日を超えて持続する場合には減量あるいは中止している。また日曜日や夏休みなど学校が休みのときは休薬日とするようにしている。臨床効果の判定は、家族や担任の報告や評価表（ＡＤＨＤ－ＲＳ[16]など）などを用いている。家族、担任が協力可能な場合には、1週間ずつ服薬する週としない週を設け、その週がどちらであるか知らされていない担任に評価表を週末に記載してもらうことも参考になる。また後述する持続的注意集中力検査をメチルフェニデート投与前後に実施し、薬物の効果判定の予測をすることがある程度可能であり、各医療機関でも簡単に実施できるようになることが望まれる。

メチルフェニデートはけいれん閾値を低下させると報告されているが、少量投与の場合には新たなけいれん発作の誘発は稀である(7)。てんかん性脳波異常の認められる症例では抗けいれん薬を第1選択としている。長期的に見られる副作用として、この投与量では幻覚や妄想が出現することは稀であるが、少量投与でも習慣性、依存性は思春期以降多くの場合認められる。このことは動物実験でも幼若期の動物には中枢刺激薬による逆耐性現象が認められないことと関係があるのかもしれない(9)。米国では習慣性、依存性の形成があってもメチルフェニデート有効例については思春期以降も投与を継続したほうが予後が良いとの報告が見られるが(2、3)、中学生年齢以降は投与にあたっては慎重である必要がある。他に本邦では中枢刺激薬としてペモリンも処方可能であるが、効果が限定されており使用は少ないようである(12)。

（2） 抗てんかん薬

ＡＤＨＤ症例のうち、てんかんを合併する症例や脳波上てんかん性の突発波や棘波などを有する症例については抗てんかん薬を用いる。とくに衝動性や多動の強い症例については抗けいれん作用に加え情動調節作用を有するカルバマゼピンやバルプロ酸ナトリウムを処方する。メチルフェニデートはけいれん閾値を低下させるので、脳波異常のある症例にやむを得ずメチルフェニデートを投与する場合には抗けいれん薬の併用が望ましい。経験的には脳波異常のない症例の一部に対してもカルバマゼピンが衝動性に対して有効な場合が認められる。

（3） 抗精神病薬

衝動性の強い症例や多動の著しい症例については、ハロペリドール、レボメプロマジンなどの抗精神病薬を併用する場合が多い。メチルフェニデート無効例や、思春期以降の症例については抗精神病薬が主たる薬物となる場合もある。用量的には、少量投与で有効な場合から統合失調症治療に用いられる用量まで増量して効果が発現する場合まで様々である。効果が認められない症例もあり、錐体外路症状（手のふるえ、体のこわばり・つっぱりなど）や過鎮静などの副作用が前面に現れてしまう症例もあるため、効果や副作用をチェックしながら適宜増減する必要がある。近年リスペリドンがＡＤＨＤの治療に効果的であるという報告があり[8]、衝動性のコントロールに有効である症例が一部認められる。

（4）抗うつ薬など

三環系抗うつ薬は中枢の前シナプスのノルエピネフリン再取り込み阻害作用を有し、神経間隙のノルエピネフリン濃度を上昇させることから、中枢刺激薬と同様に注意集中力を改善すると考えられている。イミプラミン、クロミプラミン、デシプラミンなどが用いられるが、注意集中力の改善はメチルフェニデートの効果に比べ弱いようである。抑うつ症状や強迫症状を合併している場合には抗うつ薬の併用が行われる場合が多い。近年選択的セロトニン[注2]再取り込み阻害薬（ＳＳＲＩ）も衝動性に有効との報告があり[4]、前述したようにセロトニ

（注2）　生体内アミンの一種でインドールアミンに属する。脳内で神経伝達物質として働らき睡眠、体温、情動・気分、食欲等に関与。

ンⅡ受容体阻害作用を有するリスペリドンの有効性とともに、セロトニン神経系の調節によりADHDの症状の改善がみられる可能性が示唆されている。抗うつ薬は抑制の欠如や逸脱行動をかえって増強してしまうなどの好ましくない効果をきたす場合があるので、他の薬物と同様副作用のチェックとともに症状の観察が必須である。近年米国で選択的ノルアドレナリン再取り込み阻害薬（SNRI）であるアトモキセチンがADHDの治療薬として認可された。アトモキセチンはノルアドレナリントランスポーターに結合することによりノルアドレナリン、ドーパミンの再取り込みを阻害すると考えられている。

（5）その他

症状に応じて抗不安薬を追加で処方する場合もある。また降圧薬のクロニジンも有効との報告があるが[6]、循環器系への副作用も考えられることから本邦では稀にしか処方されていない。

2、持続的注意集中力検査を用いたADHD症例に対する メチルフェニデートの有効性の判定

持続的注意集中力検査（CPT）によりADHDの持続的注意集中を測定することができる。本稿では、メチルフェニデート投与前後にCPTを行いADHDの注意集中力の改善を判定することが可能なことを述べたい。CPTは持続的注意集中を客観的に評価するためにH・E・ロズボールドら[11]が開発した検査で、提示された刺激のうちある一定の刺激に対してのみボタンを押すという検査である。提示する刺激には視覚刺激と聴覚刺激があるが、本稿では視覚刺激についてのみを報告する。視覚刺激の種類として図形、文字など様々なものが用いられているが、われわれは現在広く用いられている、数字をモニター上に呈示する方法を用いた。

(1)　対象

対象は２０００年４月～２００１年３月までに東京都立梅ヶ丘病院通院中のADHD症例

（診断はＩＣＤ－10による）のうち、薬物未服薬例でメチルフェニデート新規投与を試みようとした症例で、かつ充分な説明の後、文書により家族および本人の同意の得られた６～12歳の患者28名（男27名、女１名）である。

（2） 方法

コンピュータ画面上に数字を呈示（呈示時間０・１秒）し、⑦の数字に対してのみ決められたキー（スペースキー）をできるだけ早く１回だけ押すという方法で行った。呈示間隔が１～２秒の間のランダムな間隔であるのがわれわれの用いた方法の特徴である。実際の検査場面を図１に示す。

課題には２種類あり、Ⅰ．単純反応課題（ＳＲＴ課題）は⑦の数字のみランダムな間隔で80回呈示し、⑦が出現するたびにできるだけ早くキーを押してもらう検査で、対象には『もぐらたたきのような検査』と説明している。Ⅱ．Ｘ課題は、⓪から⑨までの数字を４００回ランダムに呈示し（⑦のみ80回出現するように設定）、⑦が呈示されたときだけできるだけ早くキーを押してもらう検査で、対象には『⑦探しの検査』と説明している（一般的にはＡＸ

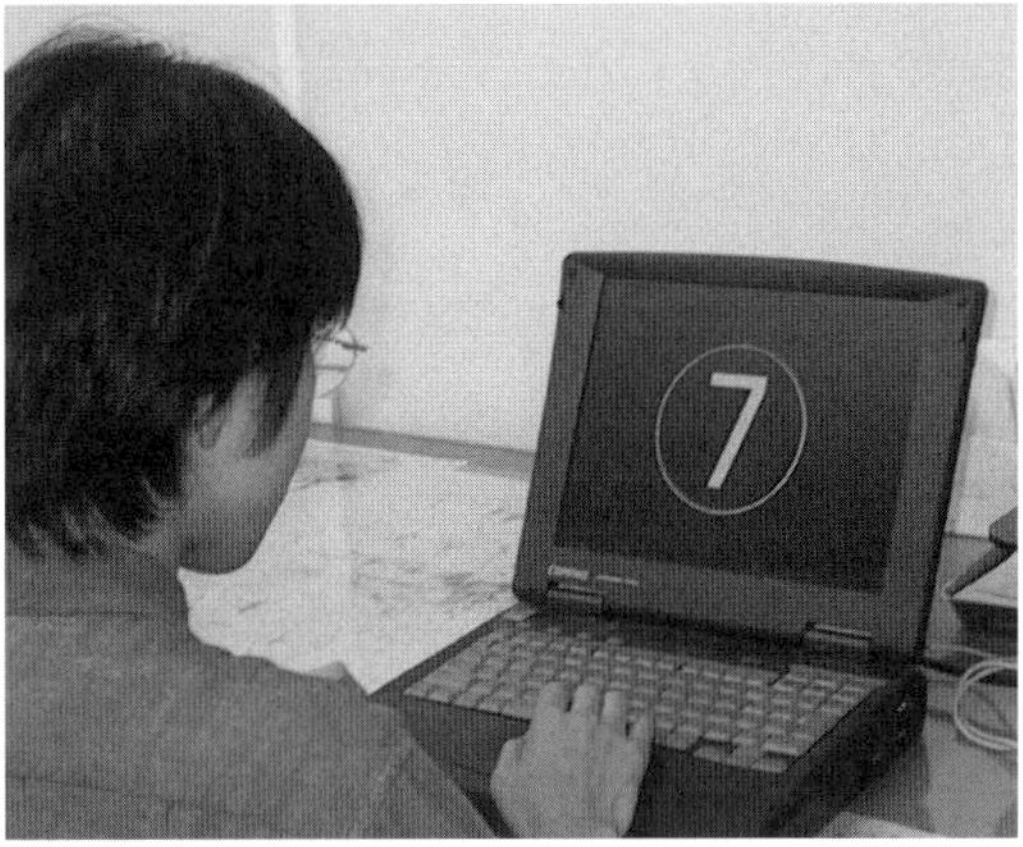

図1　CPT検査の実際

被験者はコンピュータ画面に⑦が出現したときできるだけ早くスペースキーを押すよう指示される。

課題といって、③の次に⑦が出た場合のみできるだけ早くキーを押す課題も行うことが多く、われわれも初期にはこの課題を行っていた。しかし『③が来た時だけ見てればいいんだもん』ということに気づく子どもと気づかない子どもで結果に差がでてしまうため、ADHDについてはAX課題は注意集中のみを測定しているとは考えられないため割愛した)。

測定値としてはキャンセル数（数字呈示後0・15秒以内に反応してしまった見込み押し数)、誤答数（⑦の時に押さなかった見逃し数と⑦以外で押してしまったお手つき数)、正しい反応をした時の平均反応時間と反応時

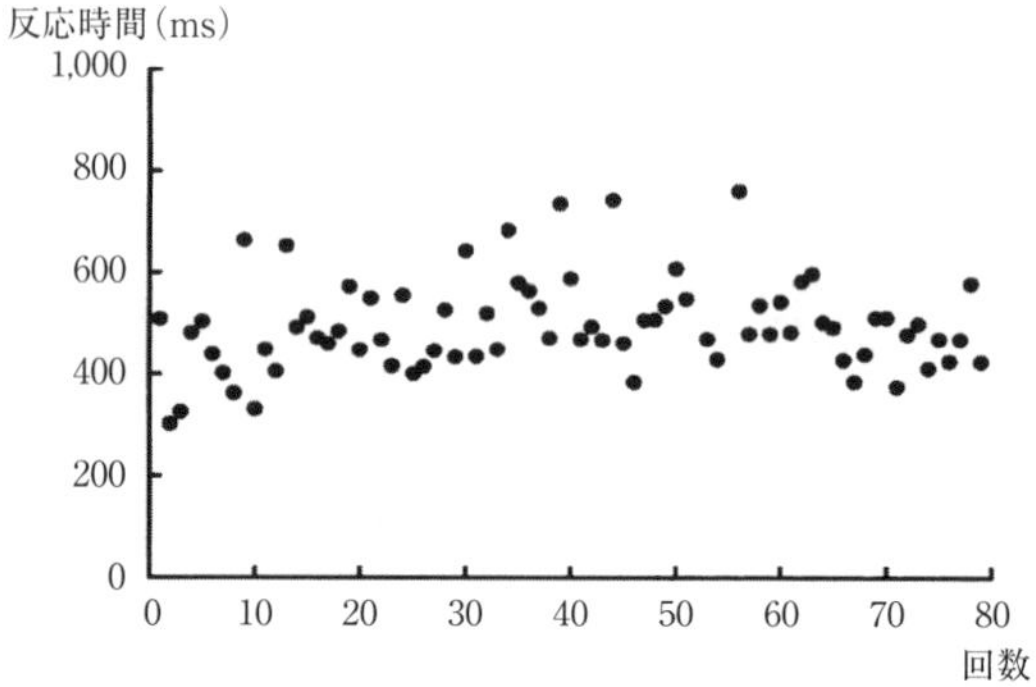

図２　症例Ａの薬物服用前のSRT課題の結果
コンピュータ画面に⑦の数字が計80回出現する。横軸に第何回目の⑦であるか，縦軸に画面に⑦が呈示されてから被験者がキーを押すまでにかかった時間をミリ秒単位で示している。０.15秒以内に反応した見込み押し（キャンセル）が９回あった。平均反応時間302±147ミリ秒，変動係数49%であった。

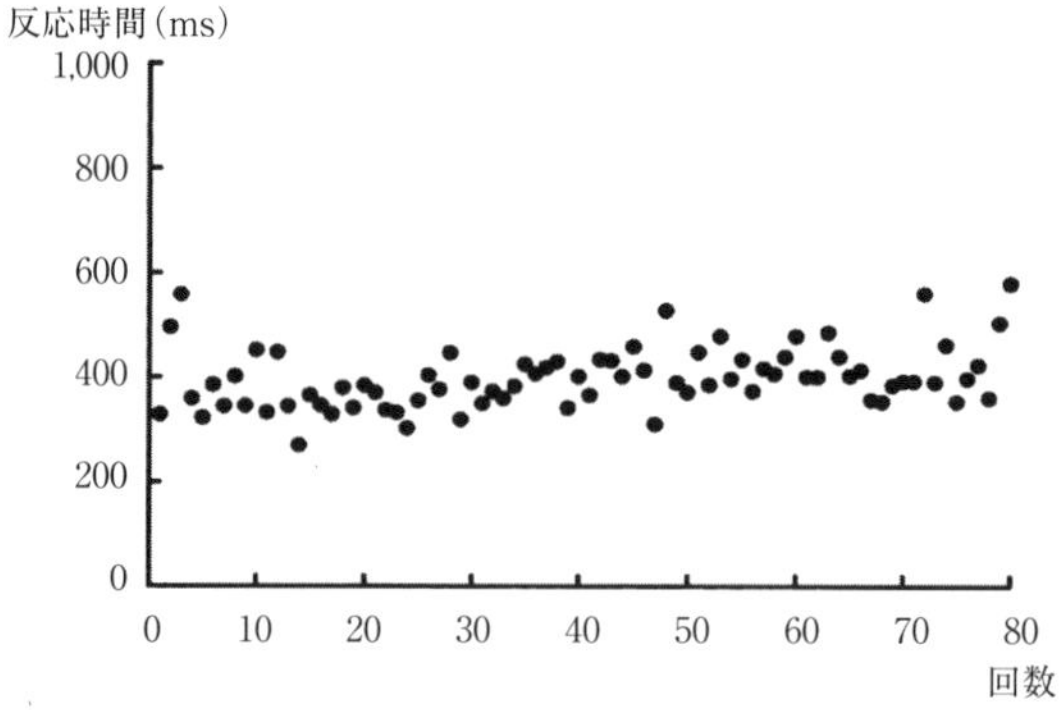

図３　症例Ａのメチルフェニデート　10mg服薬90分後のSRT課題の結果
メチルフェニデート投与前（図２）と比較してキャンセル数は１回と減少し，平均反応時間247±46ミリ秒，変動係数19%であった。反応時間のばらつきが減少していることがわかる。

間のばらつきを表す変動係数（標準偏差／平均反応時間×１００）である。

服薬前の第1回目の検査は午前9時～午前10時30分に開始とした。検査終了直後にメチルフェニデートを5ないし10ミリグラム服用し、服用90分後に第2回目の検査を行い、前後の結果を比較した。X課題においては出現する数字の順番は第1回目と第2回目では異なっている。結果は示さないが、少数例および対照例で、服薬せずに90分の間隔をあけてCPTを行っても検査結果に向上は見られず、慣れあるいは練習の効果が見られないことがわかっている。

（3）結果

図2、3にメチルフェニデート服用前後に注意集中力の改善の見られた症例A（著効例）のSRT課題の結果を示す。横軸に何回目の⑦であるか、縦軸に反応時間を示している。メチルフェニデート服用後に反応時間のばらつきが減り、注意集中力が一定して持続するようになっていることがわかる。見込み押しであるキャンセル数も9回から1回に減少している。図は省略するが、同症例でのX課題でも第1回目の検査でキャンセル数1回、お手つき

数3回、見逃し数3回、平均反応時間491±103ミリ秒、変動係数21%だったものが、メチルフェニデート服用後にはキャンセル数0回、お手つき数0回、見逃し数1回、平均反応時間358±59ミリ秒、変動係数15%と、誤答数の減少および反応時間のばらつきの減少が認められる。本症例ではメチルフェニデート服用前後に注意集中力の著明な改善が認められ、後日臨床的にも学校での集中力の改善と多動の減少という効果が認められた。

28名のADHD症例中1名は投与後に気分不快を訴えたため、27例について薬物服用90分後の検査を行った。メチルフェニデート服用前後でSRT課題、X課題両者において注意集中力の改善が明らかであった著効例14例、いずれかの課題において注意集中力の改善が認められた有効例9例、不変2例（両者とも不変1例、SRTで悪化、X課題で改善1例）、両課題とも各指標が悪化したものが2例認められた。悪化例も含めた27例全例について薬物投与前後のCPTの各指標の値の変化を見ると、SRT課題ではキャンセル数は11・7回が5・3回と有意に減少、平均反応時間は373秒から378秒と変化がないが、反応時間の変化を表す変動係数は46%が35%と有意に減少していた。X課題ではキャンセル数（13・3回→3・9回）、見逃し数（8・7回→4・0回）、お手つき数（5・0回→2・6回）とも有意な減少が認められ、平均反応時間は611秒から580秒と短縮し、反応時間の変化を表す変動係数が27％から19％と有意に減少していた。

臨床的に投与を行った症例について、家族および可能な症例では学校より臨床上の効果を確認した。家族からの問診をもとに効果を判定したうえで、一部症例については評価表を用いた客観的評価を行った。著効例14例中服用を希望したものが12例、臨床的に有効であったものが10例、不変が1例、通院中断のため効果不明が1例であった。有効例9例中服薬したものが8例あり、有効6例、不変が2例であった。不変例のうち1名が強く服薬を希望しメチルフェニデート服用を行ったが、臨床的には投与前後で変化は認められなかった。CPTの各指標が悪化した2例については服用を行わなかった。

(4) 考察

筆者はADHD症例のうち、メチルフェニデート有効例についてのCPT各指標の薬物投与後の改善を報告してきた[15]。新規投与の症例に対する今回の結果からも、ADHD症例の8割程度に注意集中力の改善がみられることがわかった。ADHDの一部にはメチルフェニデート投与後に注意集中力の悪化がみられることもわかり、本検査を事前に実施することはADHD症例に対し薬物投与を試みる場合に有用と考えられる。対照群に比較してADHD症例ではCPTの反応時間のばらつきの増大や誤答数が多いことなどが報告されており（M・H・ティーチャー[14]、大倉[10]）、メチルフェニデート投与によりCPTの各指標の改善のみられる症例の一部は対照群レベルまで改善するものも認められる。本方法は個人内の差を検討するため年齢標準化のデータは省略したが、われわれはすでに小学生年齢については各指標の標準化を行っており（未発表）、今後ADHD症例の注意集中力を測定する一般的方法となっていくと思われる。

平均反応時間については薬物投与前後でSRT課題では変化がなく、X課題では短縮していた。これは各症例の反応時間のグラフを検討していくと、反応時間のばらつきが減じた結果、平均反応時間が短縮することがわかり、メチルフェニデートは反応速度を速めるのではなく、注意集中力を改善していると考えられる。

実際にはCPTの指標が改善しても臨床効果のはっきりしない症例が一部認められた。CPTでは注意集中力の改善が認められても臨床効果が不十分な場合もあると考えられる。一部症例では自己評価の低下や他児とのトラブル、衝動性など、注意集中力は改善しても変化が認められない症状もあると考えられる。今後メチルフェニデート投与前後のCPTの結果と臨床効果を比較しながら、CPTが注意集中力以外の症状に対しても指標となりうるかを検討するとともに、メチルフェニデートがADHDのどの症状に有効かを検討していきたい。また聴覚刺激によるCPTも症例蓄積中である。

3、症例を通じての薬物療法の実際

最後に筆者が実際経験した症例を挙げて、薬物療法の実際を述べよう。本人への精神療法、行動療法、学校や家族へのアドバイス、環境調整などを並行して行っているが、用いた薬物を中心に述べたい。

［症例1］小学校低学年（2年）で入院に至った症例、男

父母兄と4人家族。兄も同様症状があり、乳幼児期の発達には特に問題がなかった。幼稚

園のころより、落ち着きがなく、担任からは「何でも先にやってしまう」といわれていた。ケンカ早く、他児とのトラブルが多く強情で、ちょっとしたことで大泣きすることがあった。小学校1年生の3学期に担任から仕返しの仕方が尋常でないと指摘され、兄弟げんかも激しく、包丁を持ち出したり「死んでやる」といって自宅（4階）のベランダから飛び出そうとすることなどが見られた。小学校2年生になり、本人の行動を注意する担任や母への暴力が頻回となったため、梅ヶ丘病院へ紹介され受診、入院となった。左記薬物療法、精神療法、行動療法、院内学級登校などにより症状が改善し、退院となった。

脳波、血液検査など異常なし、ウェクスラー児童用知能検査改訂版（以下、WISC－R知能検査）はトータルIQ１０４、言語性IQ１０９、動作性IQ97。

主な薬物：メチルフェニデート10～20ミリグラム、ハロペリドール6ミリグラム、カルバマゼピン３００ミリグラム、後にリスペリドン4ミリグラム

コメント：本症例はメチルフェニデート有効例であったが、他児とのトラブル、衝動性、興奮などのコントロールが不十分でハロペリドール、カルバマゼピンの併用を行った。後に追加したリスペリドンが衝動性に対して特に有効であった。

［症例2］小学校低学年（2年）で入院に至った症例、男

父母兄と4人家族。満期吸引分娩3500グラムで出生。仮死はなかった。始歩10カ月、単語1歳2カ月、2歳前から2語文となった。幼少時より、多動、集中困難があった。小学校入学後授業中の立ち歩きが見られることがあった。7月に級友を叩いたり蹴ることがあったらしいが、本人は「肩に手をかけただけ」と身に覚えがないという。しかし級友らによれば実際に叩いたり蹴ることがあったというので、担任が皆の話をもとに叩かれた子に本人にしかえしをさせたという。本人は先生に「やっていない」と言いに行き、先生から「ウソはつきとおせない」と言われたが結局認めず、翌日から「また何かあると自分のせいにされるから」と不登校となった。2学期に入り校長室登校を開始するが、多動、何か起こっても覚えていないと訴えること等を家族が心配して、10月、梅ヶ丘病院受診。本人が小学生の病棟を見学したうえで3月入院となった。

脳波、血液検査など異常なし、WISC－R知能検査はトータルIQ118、言語性IQ125、動作性IQ105。

薬物：メチルフェニデート10ミリグラム、退院後は服薬なし。

コメント：本症例はメチルフェニデート有効例であった。注意集中、多動が改善するとともに自分の行動に対する振り返りがきくようになった。病棟での対人関係練習、院内学級登校、病棟勤務の医師、看護婦・士、保育士による充分な観察（実際に観察者の前で起こったことに対してアドバイスを行っていく）といった対応により徐々に行動上のトラブルは消失し、退院して家庭・学校へ復帰するころには薬物の助けがなくても自分の行動をコントロールできるようになっていた。

［症例3］小学校4年生で入院した強迫症状を合併した症例、男

父母弟と4人家族。乳幼児期の発達は特に心配せず。落ち着きがなかったが、友人も多く対人交流も問題がなかった。小学校入学頃より授業中の立ち歩きや注意集中の悪さが目立った。両親は本人へ過度の期待をし、学習を強要していた。小学校3年生になると自宅で何事をするにも母へ「大丈夫だよね」「平気だよね」と何回も確認するようになり、手洗いも頻回となって、ドアの開閉も何回か繰り返すようになった。学校や自宅で思うようにならないことがあると、突然大暴れするようになり、他児や母へ乱暴をふるうようになり梅ヶ丘病院を受診、入院となった。入院後病棟への適応は早期にでき、院内学級へ登校するようになった。病棟では身近な治療者である看護婦・士や保育士に対して「平気だよね」という確認が稀に見られたが、外泊を試みると母への確認行為は頻回であった。入院期間中に1回だけ他患に対して意見が通らなくてつかみかかって喧嘩となることがあった。薬物療法と精神療法、病棟での生活を経て徐々に安定し、小学校5年生になるのを期に退院とした。退院後はときおりの確認は残っているが、日常の家庭内や学校での生活も問題なく、友人との交流ももちながら安定して過ごしている。

脳波、血液検査など異常なし、WISC－R知能検査はトータルIQ100、言語性IQ106、動作性IQ94。

主な薬物：メチルフェニデートは著効せず、クロミプラミン25ミリグラム後にハロペリドール6ミリグラムを併用。

コメント：本症例はメチルフェニデート無効例であった。合併する強迫性障害に対しクロミプラミンを用いたが、強迫症状へは効果が認められたがやや高調子になったり外泊中の兄弟喧嘩が頻発するなどが認められたため、ハロペリドール6ミリグラムを追加した。

［症例4］小学校高学年（5年）で入院に至った行為障害を合併する症例、男

2人同胞の第1子として出生、妹あり。両親に養育されるが本人9歳時、両親別居し、10歳時離婚。身体的発育は普通より早い方だった。幼少期より不注意、過活動、衝動性の高さが目立っていた。小学校3年生までの成績は普通だった。小学校4年生のときより不登校がちとなり、小学校5年生になると学校を抜け出すようになり、自宅、ゲームセンター、コンビニ等で時間を潰すようになった。また妹を殴る、蹴るなどの暴力をふるい、ガラスを割る、洗剤をばらまく、室内で新聞やスプレーに火をつける、風呂場で花火を楽しむ等の問題行動が頻回となった。このため小学校5年の7月、梅ヶ丘病院初診。2学期終わりになり不登校となり、妹への乱暴が再び強くなったため3学期の1月に入院となった。入院後病棟へも慣れ、院内学級へも登校するようになった。病棟ではボス的存在となり、他児を無視したりすることも見られた。外泊中は妹への乱暴は見られなくなった。その後他児の物やお金を取ることもみられた。行動のコントロールが比較的良い時点で退院としたが退院後も同様の行動上の問題が見られる。

脳波、血液検査など異常なし、WISC－R知能検査はトータルIQ81、言語性IQ78、動作性IQ88。
主な薬物：ハロペリドール9ミリグラム、クロミプラミン600ミリグラム
コメント：初診の年齢の高い行為障害を合併する症例にはメチルフェニデートの処方は避けるようにしている。本症例では衝動性のコントロールを目的としてハロペリドール、カルバマゼピンの処方を行いある程度の効果が認められたが、薬物療法のみでADHDに合併する行為障害のすべてを改善することは難しい場合が多い。

まとめ

ADHDに用いられる薬物の一般論、CPTを用いたADHDに対するメチルフェニデートの効果判定、症例を挙げての薬物療法の実際について順に記した。本文中でもふれたが、現在欧米で広く用いられているメチルフェニデートが本邦ではADHDの保険適応外であり、医師の充分な説明と患者・家族の同意に基づいて用いられているのが現状である。習慣性・依存性をきたしそうな思春期以降の症例については投与は慎重に行い、けいれんの既往のあ

る症例は避け、また不眠・食欲不振などの副作用のモニター、評価表などをもとにした効果の判定を行いながら投与を行っていくべきである。他の薬剤を投与する場合も同様の臨床評価、効果判定を行いながら投与していくことが望ましい。

ＡＤＨＤの心理社会的治療：行動療法・親指導

大隈紘子
伊藤啓介
免田　賢

はじめに

ＡＤＨＤの子どもを育てることは通常の子どもを育てるのに較べて格段にストレスが多いといわれている。たとえば、幼児期から親の言うことを全く聞かない（極度の不従順）、毎日の生活でのいざこざ（起床から就寝まで）、見過ごせない繰り返される兄弟喧嘩、友達とのトラブル、学校での教師からの苦情（離席、授業妨害、忘れ物、学校でのトラブルメーカーなど）、帰宅後の宿題をめぐる親子戦争など、次々と問題が生じる。これらの問題が幼児期だけではなく、学童期、さらには青年期まで長期間続くことも稀ではない。そのために親は、親のしつけ不足であると誤った非難を受けたり、うまく育てられないことで不安やうつ状態に陥りやすい。また、親の役割として強い姿勢で養育を行う場合には、親子関係が力関係という、高圧的、あるいは敵対的な関係になってしまう恐れがある。時には虐待になってしまう場合もある。[5] ＡＤＨＤの子どもは親からの虐待を受けやすいハイリスク児でもある。

ＡＤＨＤの親訓練プログラムを最初に開発したＲ・Ａ・バークレーは、軽症のＡＤＨＤは10歳頃には治ることが期待されるが、その場合でも幼児期から7年前後の期間があり、親にとっては自然軽快を待つには長すぎる期間であると述べている。そこで彼らは幼児期（就学前期）から学童期（6〜12歳）のＡＤＨＤの子どもの親を対象にした親訓練を行い、良い結果を得ている。[1] さらに、バークレーらは思春期のＡＤＨＤの子どもを持つ親のための親訓練プログラムの開発に着手している。学童期までの問題と、思春期の問題は領域を異にするので、別々の親訓練プログラムが必要になる。

ところで、ＡＤＨＤの子ども自身も、小学校高学年になると、自分が家庭や学校で親や友達や教師とうまくいかないことに気づき、悩み、自己評価が低くなり、さらに自暴自棄になったりして問題がさらに大きくなる場合がある。このような子どもに、自分自身の障害を正しく理解し、どのような努力をし、方法をとったら皆と同じようにうまく生活できるようになれるかを自己学習するためのワークブックが、わが国でもすでに翻訳出版されている。[3] このようなワークブックは、親や教師、あるいは治療者と一緒に読みながら、自分の行動を自分でコントロールできる手助けとなり、今後活用されると考えている。

筆者らは１９９１年から自閉症や精神発達遅滞の子どもの親のための親訓練、肥前方式親訓練（ＨＰＳＴ）プログラムを開発し、１６０組以上の親子に実施し効果をあげている。このプログラムは行動理論に基づいたもので、講義や親の実践によって、子どもの養育に必要な考え方や技術を親に習得させるものである。ＨＰＳＴプログラムは、子どもの目標行動の獲得に効果があり、親の養育技術の向上と養育ストレスの低下、うつ状態の軽減に有効で、その効果はプログラムが終了して１年後も維持されていることが明らかになっている。[2、6]

さらに筆者らは２０００年からＡＤＨＤ児の親のための親訓練を開始した。これは先のＨＰＳＴプログラムと同様に行動理論に基づいた系統的な講義や実践で、子どもの養育技術を親に習得させるものである。わが国ではADHDの親訓練はいくつかの施設で始まったばかりである。ここでは国立肥前療養所で行われている親訓練について報告する。

1、ADHD児の親のための親訓練プログラム

プログラムの対象は3歳から12歳（小学6年生まで）のADHD児を持つ親である（表1）。週1回1セッション2時間の10セッションで構成されている。セッション1は自己紹介と集団形式による講義、セッション2～7は前半が集団形式の講義、後半が小グループ形式の個別訓練、セッション8～10は前半が小グループ形式の個別訓練、後半がビデオ視聴によるミーティングからなっている。

講義では、セッションごとのテーマに沿って行動理論に基づいた養育技術の基礎と実際を講義する。実物、カード、スライドや治療例のビデオを使用し、できるだけ視覚化、具体化し理解しやすいように工夫する。個別訓練では、家庭での実践をホームワークシートに基づいて、親の対応方法を検討したり、修正したり、賞賛する。

表1　ADHD児のためのHPSTプログラム対象者

	性別	年齢	知能指数	教　育	服　薬	母年齢
1	男児	3：6	79	保育園*	−	36
2	男児	4：3	98	保育園*	−	40
3	男児	4：11	103	保育園*	−	29
4	男児	5：2	100	保育園*	−	39
5	男児	5：11	90	保育園*	−	44
6	男児	6：7	105	小学1年**	−	28
7	男児	7：1	110	小学2年**	リタリン®	27
8	男児	8：6	108	小学3年**	−	32
9	男児	8：7	94	小学3年**	−	44
10	男児	9：8	90	小学4年**	リタリン®	34

*田中ビネー知能検査による
**WISC-R知能検査による

プログラムの概要を次に示す。

〈セッション1　ADHDおよび行動療法の概論〉

自己紹介・オリエンテーションの後、ADHDと行動療法の講義を行う。講義ではADHDの特徴やその診断基準、他の障害との相違を説明する。ADHDは脳神経学的障害であり、わがままや怠け、親のしつけの誤りではないことを強調する。また具体的な行動を例にあげて、行動療法のキーワードを紹介する。

ホームワークとして親が子どもに獲得させたいと思っている行動、修正したいと思っている行動をそれぞれ5つずつあげてくるように伝え、ホームワークシートを渡す。

〈セッション２　治療例の供覧〉

過去のＡＤＨＤ児の治療例をビデオで供覧し、その変化を実感してもらう。講義担当のスタッフは、ビデオの中の子どもの行動の変化、親の対応の変化などを具体的に説明し、親のモチベーションを上げるように努める。

後半では、ホームワークシートをもとに親と話し合いながら、この親訓練に最も適した目標行動を選定する。

ホームワークとして強化子探しのホームワークシートを渡す。

〈セッション３　行動分析と行動記述〉

行動観察と記録方法、行動分析の方法、行動の記述の仕方について講義する。記録の方法は、多くの実例を紹介し参考にしやすくする。

後半では最も効果的に使用できる強化子を選定する。

ホームワークとして行動分析（どんな時‐行動‐結果として）シートと、子どもの行動や親の対応を記録する行動記録シートを渡す。

〈セッション４　強化と強化子〉

強化、強化子、強化の方法について講義する。子どもの行動は望ましい行動も困った行動も、強化によって強められ維持されていることを、多くの具体例を示すことによって説明する。また日常生活の中のさまざまな強化例を紹介することで、強化に対して時に見られる親の心理的な抵抗を軽減する。

後半では、行動分析シートをもとに子どもの行動が何によって喚起され、何によって強められ維持されているかを検討する。行動記録シートでは、記録の方法や親の対応について検討、修正、賞賛をする。

ホームワークとして行動記録シートを渡す。

〈セッション5　ポイントシステム〉

トークンシステムを中心に行動契約、バックアップ強化子について講義する。ここでも多くの実例を紹介し、効果的なトークン表の作り方や強化の仕方を説明する。

小グループ形式の個別訓練とホームワークシートの内容はセッション10まで同様である。

〈セッション6　構造化の方法〉

ＡＤＨＤ児が環境を理解しやすくするための、環境の物理的構造化、スケジュールの提示法、視覚的な教示の仕方や指示の出し方を講義する。

〈セッション7　消去、諸修正法、公共の場への応用〉

消去、計画的無視、タイムアウト、他の行動の強化、レスポンスコストを中心に講義する。ここではこれらの方法を使用する際に身体的罰や放置にならないよう詳しく説明すると同時に、できるだけ強化することを強調する。公共の場への応用では、具体例を紹介し、問題が起きないように親が準備すること、子どもとの契約の仕方、手続きなどを講義する。

〈セッション8～10　親子の対応の実際〉

目標行動の変化、親の対応の変化などをプログラム前後で録画したビデオで比較し、話し合う。ここではできるだけ子どもや親の変化を賞賛する。

2、症　例

「ADHDのためのお母さんの学習室」に参加した症例を2例（表1の3と6）紹介する。

［症例1］

A君：男、4歳（保育園）、IQ１０３（田中ビネー知能検査）

家族構成：父（20代後半、会社員）、母（20代後半、パートタイム）、兄（小2）とA君の4人家族。

生育歴・生活歴：妊娠・分娩時に問題なく、３１２０グラムで出生。後追いも人見知りも少しは見られたとのことである。母親は、それまであまり気にしていなかったが、2歳を過ぎてことばの発達が遅いと思い始めた。3歳6カ月のとき保健所にことばの相談をし、4歳から小児科医の紹介で公立病院の耳鼻科を受診し、言語治療を受けている。そこの言語療法士の紹介で当所を受診する。

初診：母親は、A君は絶えず動き回り落ち着かないこと、人の呼びかけや指示にほとんど反応しないこと、気に入らないと物を投げたりすることなどでとても疲れてしまい、いらいらしていると述べた。

A君は診察室の物品を勝手に触ったり、室外に出ようとしたりでまったく落ち着きが見られなかった。診察医の質問に答えることはなく指示にも従うことはなかった。

ＡＤＨＤと診断し、ＡＤＨＤ児の親のための親訓練プログラムへの参加を勧めた。

［症例２］

Ｂ君：男、６歳（小学校1年生）、ウェクスラー児童用知能検査改訂版（ＷＩＳＣ－Ｒ知能検査）：トータルIQ１０５、言語性IQ85、動作性IQ１２９

家族構成：父（30代前半、団体職員）、母（20代後半、専業主婦）、Ｂ君（６歳）と弟（２歳）の４人家族。

生育歴・生活歴：出生時体重は３４８０グラムで、妊娠・分娩時に問題はなかった。乳幼児期に後追いはあったが、人見知りは見られなかった。１歳半検診で保健婦から「ことばの遅れ」を指摘され、１歳半から４歳まで療育機関の「ことばの教室」に通った。３歳時検診では「ことばの遅れ」と「多動」を指摘されている。５歳になって、児童相談所の巡回指導相談の小児科医からの紹介で当所を受診する。紹介状には、診断は多動症候群であること、知的発達はほぼ正常であること、多動があること、興味の偏りや、視線が合いにくいなどの自閉症を疑わせる症状があることが記述されていた。

初診：母親は、1年前から幼稚園に行っていたが、幼稚園の入園当初は教室から抜け出していたこと、小学生になった今は教室内を歩き回る程度によくなったこと、しかし行事や初めての場所では歩きまわったり大声での勝手なおしゃべりが目立つことを報告した。また、3歳ごろより特定の音（クイズ番組の正解・不正解のブザー音や、エアタオルの使用音など）を異常に怖がることが報告された。

B君は診察室内を絶えず動き回り、落ち着きがなかった。診察医の質問には名前や年令など答えることができたが、視線を合わせることはなかった。

ADHDと診断し、今後定期的な通院治療を行うことにした。

ADHD児の親のための親訓練プログラムが始まるまでの状態：初診から6カ月間に計8回の通院治療をした。母親のカウンセリングは医師が担当し、B君の行動評価のためのプレイ面接は心理セラピストが担当した。

B君は好きな遊び（ブロック遊びなど）であれば15分ほど集中して遊ぶことができた。そのような時も遊びに関連した質問には、視線は合わせないが答えることができ、コミュニケーションは可能であった。しかしブロック遊びでも自分が思ったものが完成するまで止めないなど、時間がきてもきっちり終わるまで遊びを止めることができない様子が観察された。
中枢刺激薬や抗うつ薬などＡＤＨＤの薬物の使用はしていない。

母親からはＢ君の家庭や幼稚園での様子を聞いた。排尿時にズボン、パンツ、靴下までも脱いでしまうなどトイレに関する行動や、大声で騒ぐことが最も気になる、ということであった。母親には、初診時に麦粒腫(注)が見られたが、3回目のカウンセリングになってもそのままであった。そこで母親の健康状態について質問すると、数カ月前から不眠と肩こりが続き、家事にも影響が出ているとのことであった。そこで母親に精神安定剤を処方した。その結果、母親の不眠はなくなり、家事も普通にできるようになった。

以下にＨＰＳＴプログラムにおける両症例の経過（表2）を示す。

おわりに

両症例に適用した技法は、強化、トークンエコノミー、シェイピング、誘因操作などの行動療法の技法と視覚化などである。挨拶ができたら母親の賞賛があることや、宿題をして明日の準備をすればポケモンシールがもらえること（強化）、挨拶ができたらシールを与えられそれが3枚たまるとビデオが借りられることや、5回上手に排尿できたらハンバーガーが食べられること（トークンエコノミー）、欲しがって走ったり騒いだりする元であった菓子を先に与えること（誘因操作）、菓子が手に入る場所を次第に家に近づけたこと（シェイピング）、表や図を利用し子どもが理解しやすいようにしたこと（視覚化）は有効であった。A君の母親もB君の母親もどうしたらいいかわからず疲れたりイライラしていた。もちろんA君もB君もどうしたらいいのかわからなかったのである。そのどうしたらいいかを具体化していくのがこのプログラムである。講義による理論やそれを実践することで母親が身につけた技法は、子どもを変え、母親をも変えたのである（表3-1、表3-2）。

これまで述べてきたように、親訓練は効果的な治療法であるが、もちろん親と治療者は互いに信頼し、協力しあわねばならない。親の努力や工夫に対して賞賛し、支持することが必

（注）まつげの毛嚢《のう》の脂腺に生じる化膿性炎。まぶたの一部が発赤、腫脹して小さい腫瘤をつくる。ものもらいとも言う。

プログラムにおける経過

セッション	A君の経過	B君の経過
		も成功していることを報告した
セッション6	①では1回だけ自分から挨拶したこと，②ではほとんど母親と行動できるようになってきていることが報告された。また兄は「1週間夕食までに宿題をしてしまったら200円」でトークンを始めると，翌日から見違えるほどだと報告された ①は今の対応を続けること，②は「店内で騒がない」は達成できているので，「店内では母親から離れない」を新たな目標行動（②'）とし，同じ対応をすることをアドバイスした	①は時々忘れ物をすること，②は時にうっかりズボンを脱いでしまうこと，チャックを上げ忘れることが報告された。また，排便時の脱衣も同時に訓練していることを報告した ②の強化の基準を少し緩め，強化体験を早めに，また多くできるようにするようアドバイスした
セッション7	母親は①はわずかではあるが挨拶の声が大きくなっていることと，②'は店内ではほぼ母親から離れずに行動できることを報告した ①は今の対応を続けること，②'ははじめにお菓子を買う代わりに，車の中に前もってお菓子を準備し，離れなかったらそれがもらえるようにしようとアドバイスした	①は強化子のポケモンカードがなくなってしまい渡せなかったが，B君の行動はいい方向に進んでいると報告された。②は脱衣やチャックの上げ忘れはかなり少なくなっていると報告された ①はことばによる強化を続けること，②は今の対応を続けることをアドバイスした
セッション8	①は2回自分から挨拶できたこと，声が少し大きくなってきたことと，②'は車にお菓子を置くことにははじめいくらか抵抗が見られたが，すぐに納得し母親から離れずに行動できていると報告された。またプログラム参加前は「ビデオ，ビデオ」とうるさかったが，それが消失したことが報告された そのまま継続するようアドバイスした	目標行動は①も②もほぼ100%できるようになっていた。母親の表情もよく，スタッフから「ほめ上手」といわれると，母親は以前から父親と「B君をほめ殺そう」を合言葉にしていたが，どこをほめていいのかわからなかった，表を作ってそれがわかるようになった，と述べた そのまま継続するようアドバイスした
セッション9	母親は①も②'もほぼ達成できていると報告した ①はそのまま継続，②'は強化子をさらに車から家に置くようにアドバイスした	
セッション10	①は声はまだ小さいが自分から挨拶しようとしていること，②'は母親がうっかり離れてしまうと「待って」と近づいてくるようになったと報告された	

表2　症例の HPST

セッション	A 君の経過	B 君の経過
セッション1	自己紹介で母親は，A 君の多動や，聞き分けのなさ，乱暴などで疲れ果てていることを涙ながらに報告する	欠席
セッション2	目標行動を，①保育園で「おはよう」と返事をする，②スーパーマーケットの中で騒がない，とする	目標行動を，①前の日に学校の宿題（宿題のない日は市販のドリル）をして，明日の準備をする，②話かけられたり，名前を呼ばれたときに返事をする，とする
セッション3	母親は，保育園では挨拶する間もなく走って遊びにいってしまうこと，店内での走り回りはお菓子売り場に限られること，買いたいものがあったり買うことを拒否されると大声で騒ぐこと，を報告した スタッフは，①ができたらシールを貼り，3枚たまったらレンタルビデオを借りることができることを伝えること，店内ではA君に買い物篭を持たせ，はじめにお菓子売り場でお菓子を選ばせること，母親と一緒に行動できたら車の中で食べていいと伝えることなどをアドバイスした	母親の報告では，B 君は母親の呼名には応じており，目標行動の②を「家のトイレでズボンのチャックを下ろしておしっこをし，チャックを上げて出てくる」に変更した 強化子と強化の方法は，①ができたらポケモンカードをそれぞれ1枚ずつ与え，②ができたらシールを貼って，シール5枚でハンバーガーを食べに外出できる，とした
セッション4	母親は，①のためのシールを貼る台紙をA君と一緒に作ったこと，返事をした日もあったが声が小さいこと，②ではお菓子を最初に選ばせることで大声で騒ぐことはないが，走り出そうとすることが多く，再々の指示や説明が必要だったことを報告した スタッフは①の声の大きさは気にせず，できたことを評価すること，②は今の対応を続けることをアドバイスした	欠席
セッション5	①では，声は小さいが挨拶を返すことはできるようになったこと，②ではA君から母親と手をつなぎにくるようになったこと，が報告された。またA君の兄が「Aばっかり」と文句を言っていると報告された ①，②とも今の対応を続けるようにアドバイスし，兄にも課題を設定し，トークンシステムで強化することを提案した	母親は，トイレのドアにB君が何をしたらよいかを書いて貼り，何がいつもらえるかがわかるように絵を書いて，見えやすいところに置いたことを報告した(図1)。また，B君からシール10枚で車のおもちゃがいいとの要望がありそのように変更したこと，近くに新築し引っ越したためトイレが和式から洋式に変わったが，新しいトイレで

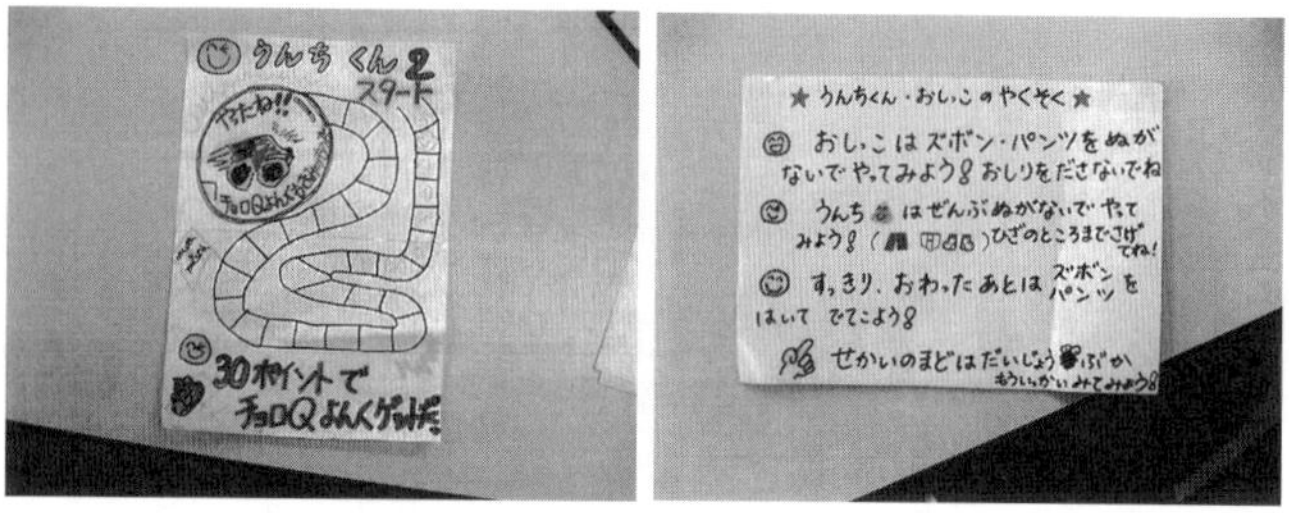

図1　トークン表の例（B君）

表3－1　アセスメント（子ども）

	症例1（A君）		症例2（B君）	
	プレテスト	ポストテスト	プレテスト	ポストテスト
CBCL				
多動・衝動性尺度	12点	8点	8点	4点
不注意尺度	8点	5点	12点	7点
	セッション6	ポスト	セッション6	ポスト
目標行動尺度				
目標行動	80点	100点	60点	99点
目標行動	100点	100点	80点	100点
目標行動	70点	95点		

CBCL（Children's Behavior Checklist）：子どもの行動調査票，目標行動尺度：子どもの目標行動を100点法で母親が評価するもの。申し込んだ時点を0点とし，達成された段階を100点として評価

表3－2　アセスメント（親）

	症例1（A君）		症例2（B君）	
	プレテスト	ポストテスト	プレテスト	ポストテスト
BDI	7点	4点	2点	0点
QRS	4点	1点	8点	7点

BDI（Beck Depression Inventory）：ベックうつ病尺度
QRS（Questionnaire on Resources and Stress）：養育上のストレス尺度

要となる。そのためにＨＰＳＴプログラムには親を効果的な治療者とするための様々な配慮がなされている。

親訓練は子どもの行動変容が第１の目標であるが、親が自分で工夫して実践し、その効果を体感することで、子どもの養育に自信を持ち自責感を減じるものでもあり、スタッフは親と共に考え工夫する共同治療者と考えている。

2次性障害とADHDの経過

齊藤万比古

1、はじめに

ADHDはいうまでもなく、不注意、多動性、衝動性の3主症状の存在によって定義付けられた症候群であり、体質的な脳機能障害を原因として生じる発達障害の一種と考えられている。ADHDの子どもに対する対処や治療・援助を難しくしているのはしばしば主症状の重症度ではなく、主症状に賦活されて、あるいは独立に出現する主症状以外の諸症状の深刻さである。それらの症状の存在こそＡＤＨＤの病態を多様にし、治療・援助的介入法を複雑にしている主要因なのではなかろうか。

この主症状以外の諸症状の組み合わせがＡＤＨＤ以外の疾患概念の診断基準を満たすことになると、それをＡＤＨＤの併存障害としてあげるのがＤＳＭ-Ⅳの考え方である。ＡＤＨＤは主症状以外にもＡＤＨＤの特徴としての諸症状をいくつか持っているのが普通であり、それらの症状が疾患概念の基準を満たすことで診断される疾患はＡＤＨＤの１次性併存障害といってよいだろう。それに対してＡＤＨＤの子どもがその特徴ゆえに幼い頃から置かれることになった特殊な養育環境と、そこで展開する偏った体験の反復により形成された諸症状から診断された疾患はＡＤＨＤの２次性併存障害である。実際にはそれぞれの併存障害がいつも明確に１次性であるとか２次性であると分類できるわけではなく、両者の意味を併せ持つ併存障害も多いことに留意する必要はある。しかし併存障害をこのような観点でとらえることで治療・援助的介入に有効な観点を与えうると筆者は考えて、この領域に注目している。

2、ＡＤＨＤの併存障害

ＡＤＨＤの併存障害についての系統的な臨床研究の報告はわが国ではまだ見られない。そこで筆者らもこの数年、奈良医科大学や信州大学の児童精神科部門と協力してこの分野の調査を続けてきた。その結果の一部からわが国におけるＡＤＨＤの併存障害の特徴を示しておきたい。ここで紹介する数値は平成12年にＡＤＨＤの子ども90人の併存障害を調査した結果である。大半のＡＤＨＤの子どもには併存障害を見出すことができたが、ここでは多彩な併存障害を仮に４グループに分類しておきたい。

第１のグループは反抗的な言葉や行動が激しくなって、そのため反抗している場（学校や家庭）での適応に支障が生じてくるような反抗挑戦性障害と、これまで非行と呼ばれてきた反社会的な行動が前景に出た行為障害からなる「行動障害群」である。筆者らが対象としたＡＤＨＤ児の大半が中学生までの子どもであり、そのためか行為障害は10％に伴ったのみであり、大半は反抗挑戦性障害であった。今回の調査対象においては「行動障害群」の併存率は約70％に達している。

第2のグループは不潔恐怖や確認強迫を示す強迫性障害、分離不安、過剰不安障害などからなる不安障害、抑うつ状態などからなる気分障害など情緒上の問題が現れるものをまとめた「情緒的障害群」である。その内訳は、強迫性障害を含む不安障害が21％の併存率であり、誘因となった出来事が明らかな適応障害と、抑うつを中心とする気分障害は各々対象の3％ずつを占めている。大雑把にいえば情緒的障害群はＡＤＨＤの約4分の1に併存していると考えてよい。

第3のグループは夜尿症、昼間の遺尿症や遺糞症、チック、夜驚症、吃音などからなる「神経性習癖群」である。その中で最も多く見られたのが排泄関連の問題で対象の21％に見出された。チックは動作性チック、音声チック、トゥレット障害[注]があるが、これらのうち前2者のうちの一方に限定された一過性ないし慢性チックがほとんどであり、トゥレット障害と診断された子どもは1名だけであった。この結果からＡＤＨＤの4分の1から3分の1ほどに何らかの神経性習癖が伴うようである。

第4のグループは学習障害を中心にした「発達障害群」である。最も多く合併しているのは学習障害で、対象の33％に併存している。筆者らの診断は米国精神医学会のＤＳＭ－Ⅳに従って行っているが、その診断基準ではＡＤＨＤから自閉症などの広汎性発達障害は除外することになっている。しかし現実にはどうやってもどちらとも決めがたいケースが時々あるため、ここではあえてそれも拾っており、対象の６％に広汎性発達障害が疑われる子どもが含まれていた。筆者らの調査からは、ＡＤＨＤの３分の１強が何らかの学習障害を示していたといえる。

こうしたわが国のＡＤＨＤ児の併存障害の実態を米国の先行研究と比較してみたい。そのために適当な資料として１９９７年に米国児童青年精神医学会が発表したＡＤＨＤに関する知見のコンセンサスから、併存障害について述べている部分を引用しておきたい。それによ

（注）　１８８５年、ジル・ドゥ・ラ・トゥレットがはじめて舞踏病とは別の疾患として記載し、現在ではチック障害の重症型と位置づけられている。ＤＳＭ－Ⅳはこの疾患をトゥレット障害と呼び、多彩な運動性チック（突発的な動作）と、１つ以上の音声チック（突発的な発声）を示す場合に診断するとしている。音声チックとして単語や文を発するものもあるが、その内容が悪罵や卑猥語であることが多く、汚言症と呼ばれる。

れば行動障害群の併存が目立って多く、諸家の報告はＡＤＨＤにおける反抗挑戦性障害の併存率として50％を上限とする数字をあげており、行為障害は30％～50％の範囲であるという。情緒的障害群では気分障害の併存率が15％～20％、各種の不安障害の併存率が20％～25％の範囲で報告されているという。神経性習癖群では数字はあげられていないが、トゥレット障害と慢性チック障害が併存障害としてあげられているという。また発達障害群では学習障害が10％～25％に併存しているという結果が報告されているという。その他の発達障害として会話と言語の遅滞があげられているが数字は触れられていない。そのほか物質乱用も併存障害として登場すると指摘している。また参考として触れられているニュージーランドにおける疫学的研究の結果は、ＡＤＨＤ児における反抗挑戦性障害ないし行為障害の併存率を47％、不安障害ないし恐怖症の併存率を26％としている。以上の米国の併存率と筆者らの数字を比較すると

①反抗挑戦性障害は米国より高く、行為障害は非常に低い。
②不安障害はほぼ同じであり、気分障害は米国がかなり高い。

③学習障害は米国より高い。

もちろんこのような日米の併存率の違いはそのまま日米間の違いと結論づけるわけにはいかない。筆者らが行った調査の対象選択の特性による偏りも考慮されなければならないし、診断基準に対する両国の精神科医の感覚的相違が関係している可能性も否定できない。今後さらに検討が必要な課題であろう。

はじめに述べたように併存障害を1次性併存障害と2次性併存障害に分けてみると、1次性併存障害には発達障害群と神経性習癖群が、2次性併存障害には行動障害群と情緒的障害群が含まれるとするのが妥当であろう。しかしこれらの分類はあくまで便宜的なものであることを心得ておく必要がある。1次性併存障害とした神経性習癖群の諸疾患はいうまでもなく中枢神経系の発達速度や成熟のバランスなどの問題が主たる原因で生じてくる疾患であるが、これらは一旦成立するとしばしばストレスや葛藤の表現手段として利用されるようになり、悪循環的に定着・遷延化してしばしば2次性障害の性格を帯びることになる。また2次性併存障害とした行動障害群や情緒的障害群の疾患も環境因的な成立過程だけを仮定することは乱暴にすぎる。養育環境上の、あるいは教育環境上の問題が反抗を生んだり、不安や抑うつ的心性を強化することはしばしば指摘されるが、そのような環境上の問題に対する器質的脆弱性がこれらの疾患を生じやすくさせている可能性も大きいからである。すなわち1次性併存障害が2次性併存障害の性格を帯びたり、2次性併存障害とした疾患の成立要因に1次性併存障害に通じる体質的要因が含まれているといった重複ぶりはけっして珍しくないのである。

3、ＡＤＨＤと併存障害の経過

ＡＤＨＤの子どもはそれと診断された段階で併存障害をいくつか持っているものが大半であり、治療・援助はＡＤＨＤの主症状だけではなく併存障害も対象として行われる。こうした大人からの治療・援助により大半の子どもは心の発達が以前よりスムーズに進むようになっていく。しかし以下に示すような悪循環による併存障害の深刻化が生じる可能性も少なからず存在することに注目しておきたい。

ＡＤＨＤの併存障害のうち2次性障害とした行動障害群の諸疾患は外在化障害、すなわち衝動そのものや衝動をめぐる葛藤が行為を通じて心の外側へと表現される疾患群と理解することができる。このような衝動や葛藤の向かう方向は悪循環化すると次のような診断上の移動ないし展開が生じる可能性があることはこれまで多くの研究者が指摘したところである。すなわち「ADHD」の一部が「反抗挑戦障害（ODD）」となり、そのODDの一部が「行為障害（CD）」となり、そのCDのごく一部が「反社会性人格障害（ASPD）」となるという行動障害の重症化・遷延化への道である。これを筆者らは「DBD（破壊的行動障害）マーチ」と表現することを提唱してきた。

もう1つの2次性障害とした情緒的障害群の諸疾患は内在化障害、すなわち自信がなく、自分は悪（ワル）で、無能な存在であるといったADHDに伴いやすい自己評価や自尊心の低下の結果として、衝動をめぐる葛藤が心の内側へと向かい精神症状が形成される疾患群と理解することができる。この自己評価の低い心性は、直接には不安関連の症状を増加させ、その持続による精神的消耗からうつ状態へと展開する可能性もある。この内在化障害の進行にもODDが一定の役割を果たしているが、その反抗は外在化障害における直接的反抗とはかなりニュアンスを異にするものである。ADHDにかぎらず自尊心の非常に低い子どもは周囲の期待に添おうとする意欲を徐々に失い、むしろ期待に添わずに動かないという姿勢を「反抗」として用いるようになりがちである。こうした受動攻撃的な反抗の影響を強く受けた不安障害や気分障害ほど遷延化傾向があり、その一部はやがて依存的で社会に出て行こうとしない非社会的傾向を強く持った依存性人格障害や回避性人格障害、家族にしがみつき家族を支配しようとする境界性人格障害などに展開していく可能性がある。

4、併存障害を考慮したADHD治療

ADHDの治療における主要な目標の1つは、外在化障害（DBDマーチ）であれ内在化障害であれ、併存障害の深刻化という悪循環を生じさせない発達支援を提供するということにある。この発達支援のための治療の最も基本的な必要条件は、子どもが可能な限り低年齢のうちにADHDであることに気づいて援助を開始するということである。それがDBDマーチの進行や内在化障害の出現を抑制するうえで最も有効な手段となりうるからである。そのうえで第2の必要条件は、まずADHDの主症状（不注意、多動性、衝動性など）を対象とし

た治療をきちんと行うということに尽きる。しかしそれらの条件を確立していたとして、それでも併存障害特に2次性障害としての併存障害は出現しうるのであり、ADHDに関わる臨床家は常に2次性障害の出現と展開に注意を向けた治療・援助を続けるというのが第3の必要条件となるだろう。以上の3点はADHDの臨床的意義が評価されていない環境では実現困難な面があるので、最近までわが国においてADHDの治療開始は2次性障害という観点から多くが後手に回らざるをえないのが現実であった。しかし時代は確実に変化し、ADHDに関する関心も高まってきたため、わが国の子どもの心に関わる諸機関は徐々にこの3条件を確立しつつある。

併存障害を持つADHDの子どもの治療にとって、本人への直接的治療介入に加えて、両親による援助を確立するための介入と、幼稚園や学校による援助を有効なものにしてもらうための教育機関との連携はどちらも必須のものである。医療的にはADHDの子どもを支援する親の支持機能を高めることが治療の主柱であると考えており、治療教育的な意味を持つ親ガイダンスから、ADHDの子ども特有な行動特性を適度に統制する技能を親が習得していくペアレント・トレーニングまで幅広い援助を提供する必要がある。こうした親の努力に協力する形で医療と学校との良好な連携が形成されることは治療の行方を左右する重要な条件である。その連携は学校がＡＤＨＤの子どもの特殊性を考慮した教育環境を作り出せるよう医療の側から助言をするという部分と、学校における子どもの実際の姿に関する冷静な情報の提供を受けるという部分から成立している。子ども本人への治療的介入はいうまでもなくリタリンを中心とした薬物療法、必要かつ可能な場合のソーシャル・スキル・トレーニング的な集団療法、２次性障害を対象とした心理療法（主にプレイ・セラピー）などである。この心理療法は、主人公として特定の治療者と治療に取り組んでいく経験を通じて自己評価を高め、葛藤を克服しうる心理的技能を獲得していくことを目標として、様々な工夫が施されたものである。これら様々な水準の技法を組み合わせた治療・援助によって、展開しつつある２次性障害の進行が停止し、適切な自尊心が育ち始めることは、ＡＤＨＤの子どもの自己形成に大いに寄与するものと思われる。

文献

ＡＤＨＤ：その歴史的展望

（１）Anastopoulos, A. D. and Sheldon, T. L.: *Assessing Attention Deficit/Hyperactivity Disorder.* Kluwer Academic/Plenum Publishers, NY, 2000.

（２）ＡＰＡ（高橋三郎、花田幸一、藤縄昭訳）『ＤＳＭ－Ⅲ精神障害の分類と診断の手引』医学書院、東京、ｐ・23‐25、１９８２。

（３）ＡＰＡ（高橋三郎、花田幸一、藤縄昭訳）『ＤＳＭ－Ｒ精神障害の分類と診断の手引第２版』医学書院、東京、ｐ・54‐55、ｐ・69、１９８８。

（４）ＡＰＡ（高橋三郎、大野裕、染矢俊幸訳）『ＤＳＭ－Ⅲ精神障害の分類と診断の手引』医学書院。東京、ｐ・53‐56、１９９５。

（５）Barkley, R.A.: *Attention Deficit Hyperactivity Disorder, A Handbook for Diagnosis and Treatment, 2nd ed.* The Guilford Press, NY, 1998.

（６）Goldstein, S. and Goldstein, M.: *Managing Attention Deficit Hyperactivity Disorder in Children. A Guide for Practitioners, 2nd ed.* Wiley, NY, 1998.

（7） Levy, F. and Hay, D. : *Attention, Genes and ADHD.* Brunner-Routledge, FA, 2001.

（8） Sandberg, S. : *Hyperactivity disorders of Childhood.* Cambridge Univ. Press, NY, 1996.

ＡＤＨＤを支える

Cynthia, W. : *Win the Whining War & Other Skirmishes : A family peace plan.* Perspective Publishing, INC., Los Angeles, 1991.

Barkley, R. A. : *Defiant Children : A Clinician's Manual for Assessment and Parent Training, 2nd edition.* The Guilford Press, New York, 1997.

学校教育ができること

井上とも子「注意欠陥多動性障害への教育的アプローチ」『発達障害研究』21（3）、１９９９。

小林重雄監修『応用行動分析学入門』学苑社、東京、１９９７。

地域ネットワークの意義

（1） Carleton, L. J.: The role of social psychiatry. *The American Journal of Social Psychiatry*, 5; 3-4, 1985.

（2） Korchin, J. S.: *Modern clinical psychology, principles of intervention in the clinic and community*, 1976.（村瀬孝雄監訳『現代臨床心理学：クリニックとコミュニティにおける介入の原理』弘文堂、東京、1980）

ADHDの薬物療法の現状

（1） Barlkey, R. A.: *Attention Deficit Hyperactivity Disorder, A handbook for Diagnosis and Treatment, 2nd ed.* The Guilford Press,New York, 1988.

（2） Biederman, J., Milberger, S., Faraone, S. V. et al.: Psychoactive substance use disorder in adults with attention deficit hyperactivity disorder: Effect of ADHD and psychiatric comorbidity. *Am. J. Psychiatry*, 152; 1652-1658, 1995.

（3） Biederman, J., Wilens, T., Mick, E. et al.: Pharmacotherapy of attention deficit hyperactivity disorder reduces risk of substance use disorder in mid adolescence. *Pediatrics*, 104; 20, 1999.

（4） Bruun, R. D. and Budman, C. L.: Paroxetine treatment of episodic rages associated with Tourette's disorder. *J. Clin. Psychiatry,* 59 : 581-584, 1998.

(5) Dulcan, M. : Practice parameters for the assessment and treatment of children, adolescents, and adults with attention - deficit/hyperactivity disorder. *J. Am. Acad. Child Adolesc. Psychiatry,* 36 (suppl. 10) ; 85S-121S, 1997.

(6) Hunt, R. D., Arnsten, A. and Asbell, M. : An open trial of guanfacine in the treatment of attention - deficit hyperactivity disorder. *J. Am. Acad. Child Adolesc. Psychiatry,* 34 ; 50-54, 1995.

(7) 市川宏伸「多動性障害（注意欠陥多動性障害）の臨床と生物学的背景」『精神医学』42：676-687、2000。

(8) Kewley, G. D. : Risperidone in comorbid ADHD and ODD/CD. *J. Am. Acad. Child Adolesc. Psychiatry.* 38 : 1327-1328, 1999.

(9) 西川徹、海野麻未、梶井靖ほか「分裂病の成因は薬理・生化学的アプローチから解明されるか」『精神科治療学』12：617-623、1997。

(10) 大倉勇史ほか「異なる刺激を用いたCPTによる注意欠陥多動性障害患児の特徴」『第23回日本生物学的精神医学会（長崎）』、2001。

(11) Rosvold, H. E. et al. : A continuous performance test of brain damage. *J. Consult. Psychol.,* 20 ; 343-350, 1956.

(12) Sallee, F. R., Stiller, R. L. and Perel, J. M. : Pharmacodynamics of pemoline in attention deficit

disorder with hyperactivity. *J. Am. Acad. Child. Adolesc. Psychiatry,* 31 : 244-251, 1992.

（13） Spencer, T. J., Biederman, J.and Wilens, T. : Pharmacotherapy of Attention Deficit Hyperactivity Disorder. *Child Adolesc. Psychiatric Clin. North Am.*, 9 ; 77-97, 2000.

（14） Teicher, M. H. : Objective measurement of hyperactivity and attentional problems in ADHD. *J. Am. Acad. Child Adolesc. Psychiatry,* 35 ; 334-342, 1996.

（15） 山田佐登留、海老島宏、白木澤史子ほか「注意欠陥多動性障害に対するメチルフェニデート投与前後のＣＰＴ検査」『第41回日本児童青年精神医学会総会（三重）』２０００。

（16） 山崎晃資ほか「ADHD Rating Scale - Ⅳの日本語版の作成」『第41回日本児童青年精神医学会総会（三重）』２０００。

ＡＤＨＤの心理社会的治療：行動療法・親指導

（１） Barkley, R. A. : *Taking Charge of ADHD : The Complete Authoriative Guide for Parents.* The Guilford Press, New York, 1995.（海輪由香子、山田寛監訳『バークレー先生のＡＤＨＤのすべて』ヴォイス、東京、２０００。

（２） 免田賢ほか「精神遅滞児の親訓練プログラムの開発とその効果に関する研究」『行動療法研究』21：25 - 31、１９９５。

（３）Nadeau, K. G. and Dixon E.B.: Learning to Slow Down and Pay Attention. *A Book for Kids About ADD-Second Edition.* MAGINATION PRESS, USA, 1997.（水野薫、内山登紀夫監訳『きみもきっとうまくいく　子どものためのＡＤＨＤワークブック』東京書籍、東京、２００１。）

（４）Schaefer, C. E. and Briesmeister, J. M.『共同治療者としての親訓練ハンドブック（上・下）』（山上敏子、大隈紘子監訳）。二瓶社、大阪、１９９６。

（５）田中康雄「多動性障害と虐待――多動性障害と虐待の悪循環に対する危機介入」本間博彰、岩田泰子責任編集『虐待と思春期』岩崎学術出版社、東京、p・41‐62、２００１。

（６）山上敏子監修『お母さんの学習室――発達障害児を育てる人のための親訓練プログラム』二瓶社、大阪、１９９８。

２次性障害とＡＤＨＤの経過

American Academy of Child and Adolescent Psychiatry: Practice Parameters for the Assessment and Treatment of Children, Adolescents, and Adults with Attention-Deficit/Hyperactivity Disorder. *J. Am. Acad. Child Adolesc. Psychiatry*, 36（10 Suppl.）; 85S-121S, 1997.

齊藤万比古「注意欠陥／多動性障害（ＡＤＨＤ）とその併存障害―人格発達上のリスクファクターとしてのＡＤＨＤ―」『小児の精神と神経』40：２４３‐２５４、２０００。

MRI　: Magnetic Resonance Imaging（磁気共鳴画像）
NIMH　: National Institute of Mental Health（精神保健研究所［一般にはUSAの］）
ODD　: Oppositional Defiant Disorder（反抗挑戦障害）
PET　: Positron Emission Tomography（陽電子放射断層撮影法）
PSW　: Psychiatric Social Worker（精神保健福祉士）
PTSD　: Post-Traumatic Stress Disorder（心的外傷後ストレス障害）
SES　: Socio-Economic State（社会経済階層）
SP　: Social Psychiatry（アメリカ社会精神医学）
SNRI　: Selective Noradrenaline Reuptake Inhibitor（選択的ノルアドレナリン再取り込み阻害薬）
SSRI　: Selective Serotonin Reuptake Inhibitor（選択的セロトニン再取り込み阻害薬）

略　語　一　覧

ADD　：Attention-Deficit Disorder（注意欠陥障害）
ADDH　：Attention Deficit Disorder with Hyperactivity（多動を伴う注意欠陥障害）
ADD-RT：Attention Deficit Disorder, Residual Type（注意欠陥障害，残遺型）
ADHD　：Attention Deficit/Hyperactivity Disorder（注意欠陥／多動性障害）
APA　：American Psychiatric Association（アメリカ精神医学会）
ASPD　：Antisocial Personality Disorder（反社会性人格障害）
CD　：Conduct Disorder（行為障害）
CPT　：Continuous Performance Test（持続的注意集中力検査）
DBD　：Disruptive Behavior Disorders（破壊的行動障害）
DSM　：Diagnostic and Statistical Manual of Mental Disorders（アメリカ精神医学会による精神障害診断統計マニュアル）
EBM　：Evidence-Based Medicine（科学的根拠に基づく医療）
HPST　：Hizen Parenting Skills Training（肥前方式親訓練：自閉症や精神発達遅滞の子どもの親のための3カ月学習プログラム）
ICD　：International Classification of Diseases（国際疾病分類）
LD　：Learning Disorders（学習障害）
MBD　：Minimal Brain Dysfunction（微細脳機能障害）

初出一覧（掲載順）なお、本書収録に際し改題された論文は、初出時の標題を〈　〉に示す。

ADHDの治療の現状と未来〈座談会　注意欠陥／多動性障害（ADHD）の治療の現状と未来〉
齊藤万比古　上林靖子　小枝達也　井上とも子　長尾圭造
ADHDを支える――親ができること　上林靖子
学校教育ができること　井上とも子
地域ネットワークの意義　長尾圭造
2次性障害とADHDの経過　齊藤万比古
以上、「こころの臨床ア・ラ・カルト」第20巻4号　2001年12月
ADHD：その歴史的展望　上林靖子
ADHDの薬物療法の現状　山田佐登留
ADHDの心理社会的治療：行動療法・親指導　大隈紘子　伊藤啓介　免田　賢
以上、「精神科治療学」第17巻1号　2002年1月

執筆者（掲載順，共著の論文は筆頭著者のみ記載）

上林靖子（かんばやし　やすこ）
中央大学文学部

齊藤万比古（さいとう　かずひこ）
国立精神・神経センター精神保健研究所

小枝達也（こえだ　たつや）
鳥取大学教育地域科学部

井上とも子（いのうえ　ともこ）
横浜市養護教育総合センター

長尾圭造（ながお　けいぞう）
国立療養所榊原病院

山田佐登留（やまだ　さとる）
東京都立梅ヶ丘病院

大隈紘子（おおくま　ひろこ）
大分県精神保健福祉センター

こころのライブラリー　9
ADHD（注意欠陥／多動性障害）

2004年2月19日　初版第1刷発行

著　者　上林靖子　齊藤万比古　小枝達也　井上とも子
長尾圭造　山田佐登留　大隈紘子　伊藤啓介　免田 賢

発行者　石 澤 雄 司

発行所　株式会社 星 和 書 店

東京都杉並区上高井戸1-2-5　〒168-0074
電話　03(3329)0031（営業部）／03(3329)0033（編集部）
FAX　03(5374)7186

　Printed in Japan　ISBN4-7911-0527-3

こころのライブラリーシリーズ

(1)	こころとからだの性科学 性をテーマに近年の動きを収めた論文集	深津亮 他著	四六判 156p 1,300円
(2)	赤ちゃんのこころ 乳幼児精神医学の誕生	清水將之 他著	四六判 136p 1,200円
(3)	子どもたちのいま 虐待、家庭内暴力、不登校などの問題	西澤哲 他著	四六判 172p 1,300円
(4)	エイジレスの時代 高齢者のこころ	長谷川和夫 他著	四六判 140p 1,200円
(5)	幼児虐待 原因と予防	レンボイツ 著 沢村灌、久保紘章 訳	四六判 328p 2,330円
(6)	異文化を生きる 精神科医が描く、海外に生きる人々の姿	宮地尚子 著	四六判 240p 1,600円
(7)	トゥレット症候群（チック） 脳と心と発達を解くひとつの鍵	金生由紀子、 髙木道人 編	四六判 160p 1,500円
(8)	ひきこもる思春期 ひきこもり問題にどう対処するか	斎藤環 編	四六判 232p 1,700円
(10)	少年非行 青少年の問題行動を考える	藤岡淳子 他著	四六判 240p 1,700円
(11)	PTSD（心的外傷後ストレス障害） 理論と治療の実際	金吉晴 他著	四六判 272p 1,900円